Salem El-Hamid

# Vom Euphrat an den Rhein
Eine syrisch-deutsche Erfolgsgeschichte

Salem El-Hamid

# Vom Euphrat an den Rhein

## Eine syrisch-deutsche Erfolgsgeschichte

Verlag BibSpider

ISBN 978-3-936960-97-6

Bibliografische Information der Deutschen Bibliothek

Die Deutsche Bibliothek verzeichnet diese Publikation in der Deutschen Nationalbibliografie.



BibSpider
Networking for Information Sciences
Reichsstr. 28 a
14052 Berlin
Deutschland
www.bibspider.de

Lektorat: Annette Eickermann Pagel, Berlin
Umschlaggestaltung: Heidi Sorg & Christoph Leistl, München,
unter Verwendung eines Motivs von kjpargeter/Freepik
www.leistls.org
Layout und Buchsatz: Julia Swiersy, Berlin

*Meinen Eltern in Dankbarkeit*

# Inhaltsverzeichnis

## Vorwort

In meinen Erinnerungen habe ich den Schwerpunkt auf mein berufliches Leben gelegt und dieses ausführlich beschrieben, denn einen sehr großen und wesentlichen Teil meines Lebens habe ich mit und für meine Arbeit verbracht. In diesen Jahren habe ich Höhen und Tiefen erlebt und bin vielen Problemen und Herausforderungen begegnet, die zu wertvollen Erfahrungen geworden sind und meine Lebensphilosophie und meinen Lebensstil wesentlich beeinflusst haben. Nicht zuletzt war mein Beruf auch der Grund, weshalb ich nach Deutschland gekommen bin und nun bereits den größten Teil meines Lebens hier verbracht habe.

Anfangs hatte ich mir vorgestellt, nur für meine Kinder, meine Familie und Freunde oder Mitarbeiter zu schreiben und für sie die wichtigsten Stationen meines Lebens in Form von »Memoiren« festzuhalten. Damit wollte ich ihnen einen tieferen Einblick in die Geschichte meines Lebens ermöglichen; insbesondere war – und ist – es mir wichtig, dass sie meine Kindheit und die nachfolgende Entwicklung kennenlernen, damit dadurch für sie vielleicht nachvollziehbar wird, warum ich bestimmt Dinge manchmal anders betrachte und beurteile als sie.

Das Aufzeichnen meiner Gedanken und Erinnerungen zog sich über mehrere Jahre hin. Vor allem in den letzten Jahren kamen immer mehr Ereignisse, aber auch Überlegungen und Ideen hinzu, so dass ich begonnen habe, nicht nur möglichst chronologisch vorzugehen, sondern auch zu analysieren, zu kommentieren und meine Meinung und meine weltanschaulichen Ansichten hinzuzufügen.

Am Ende bin ich schließlich zu der Überzeugung gelangt, dass meine bisherige Lebensgeschichte mit ihren vielen Höhen und Tiefen, den Erfolgen und Misserfolgen und den vielen Erfahrungen und Ereignissen unterschiedlichster Art doch nicht nur einer begrenzten

Gruppe vorbehalten bleiben sollte. Ich glaube inzwischen, dass diese meine Erinnerungen auch für andere Menschen interessant sein können, von denen manche vielleicht einen ähnlichen Weg gehen werden oder gegangen sind.

Salem El-Hamid
Waldbröl, im September 2016

# I. Frühe Kindheit

Irgendwann um das Jahr 1950 wurde ich in Syrien im heute kleinen Ort Boussairah geboren. Ein genaues Geburtsdatum ist nicht bekannt, da in dieser Region so etwas damals nicht wichtig war und man Geburtsdaten eher mit bestimmten Ereignissen oder Anlässen verband, wie z. B. mit einer Dürreperiode oder mit Kriegszeiten. In meinem Fall gab es zur Zeit meiner Geburt offensichtlich keine bemerkenswerten Ereignisse, nach denen sich meine Eltern hätten richten können. So blieb mein genauer Geburtstag unklar, bis ich eines Tages in die Schule gehen sollte.

Für den Schulbesuch waren bestimmte Voraussetzungen zu erfüllen und natürlich musste ein Geburtsdatum vorliegen, um den Schulbesuch zu rechtfertigen. Erst zu diesem Zeitpunkt legte mein Vater meinen Geburtstag fest – willkürlich auf den 22. Januar 1951 – und so konnte ich in die Schule gehen. Wie sich später herausstellte, war aber die Wahl des Geburtsjahres 1951 eine Entscheidung, die für mich negative Auswirkungen hatte, denn zum Ende der 6. Klasse durfte ich nicht an der Abschlussprüfung teilnehmen, weil ich nach dem von meinem Vater festgelegten Geburtsdatum dafür zu jung war.

Mein Geburtsort Boussairah verdient eine etwas ausführlichere Beschreibung: Boussairah hat eine lange und zum Teil bedeutende Geschichte. Diesen Ort gab es schon in der assyrisch-aramäischen Zeit etwa 3000 Jahre v. Chr., er hieß damals »Sirhi« und war als Handelsstadt bereits bekannt und wichtig. Da Boussairah zum einen am Zusammenfluss von Euphrat und Al Chabour und zum anderen an der ältesten Wegstrecke zwischen Syrien (Halab/Aleppo) und Mesopotamien (Babylon) liegt, entwickelte sich hier ein wichtiger Handelsknotenpunkt. Die Menschen lebten entsprechend vom Handel, von Landwirtschaft und Viehzucht.

Die Stadt wurde etwa 300 n. Chr. von den Römern erobert und zu einer Festungsanlage mit einem Kastell und einer Siedlung aufgebaut. Die Römer gaben dem Ort einen lateinischen Namen »Circesium« bzw. »Karkisia«. Die römische Festung befand sich am Mündungsbereich der beiden Flüsse Euphrat und Al Chabour. Unter Diokletian (ca. 243–316 n. Chr.) wurden deren Außenanlagen erweitert und tatsächlich diente diese Festungsanlage bis in das 5. Jahrhundert als Sitz des Präfekten der Legion IV, genannt Parthica. Später wurde die Festung sogar auch als Bischofssitz genutzt.

In der arabisch-islamischen Zeit wurde die Stadt schließlich in »Busayra« bzw. »Boussairah«/»Bousseirah« umbenannt. Schon damals gehörten zur Stadt Boussairah mehrere kleine Dörfer aus der Umgebung, von denen z. B. der Ort »Bougrus« auf eine fast 9000jährige Geschichte zurückblicken kann. Boussairah ist etwa 40 Kilometer entfernt von Der-Ezzor, einer größeren Stadt, die ebenfalls am Ufer des Euphrat liegt.

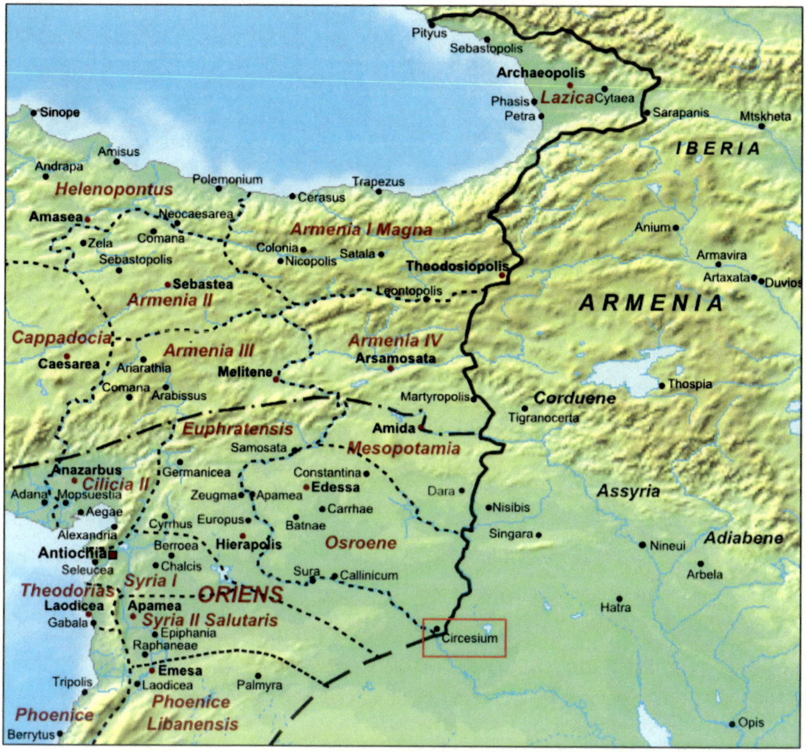


*Abb. 1*[1]*: Circesium in Syrien während des Oströmischen Reiches, ca. 565 n. Chr.*

1 https://commons.wikimedia.org/wiki/File:Roman-Persian_Frontier,_565_AD.png

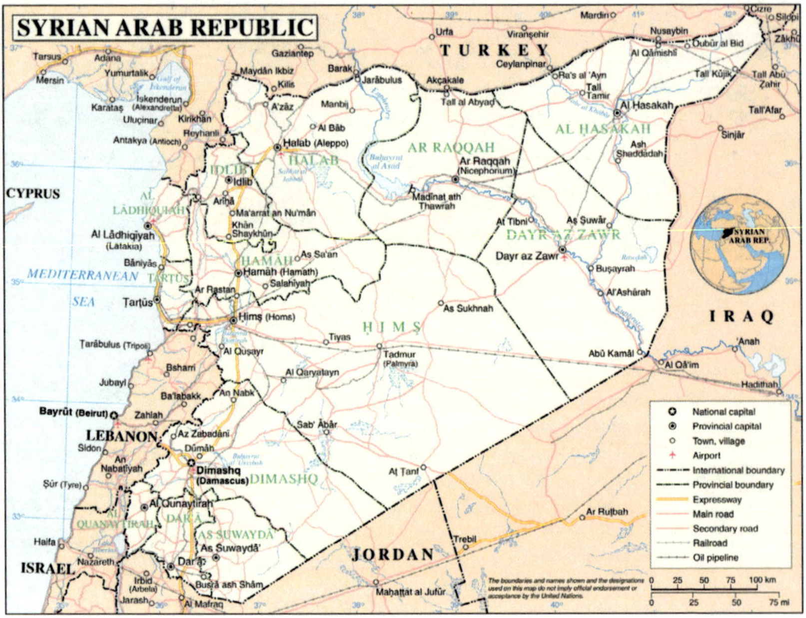


*Abb. 2[2]: Karte Syrien aktuell*
*(Es gibt unterschiedliche Schreibweisen der Städtenamen.*
*Hier: Dayr az Zawr = Der-Ezzor; Bousayrah = Boussairah; Hims = Homs)*

Um die Zeit meiner Geburt lebten in Boussairah mehrere tausend Einwohner, viele von ihnen wohnten an den Ufern des Euphrat oder des Al Chabour. Bis heute habe ich eine enge Beziehung zu meinem Geburtsort. Jedes Mal, wenn ich in Syrien bin, versuche ich, dorthin zu fahren, um an den Gräbern meiner Großeltern, meiner Eltern und meiner schon früh verstorbenen jüngsten Schwester Fakhria eine Sure aus dem Koran zu lesen. Außerdem verteile ich Obst und Süßigkeiten an die dort spielenden Kinder – dies ist ein Ritual, das die Menschen bei Besuchen auf dem Friedhof einhalten. Und natürlich besuche ich einige meiner engen Verwandten, insbesondere die Halbschwestern, Neffen und Nichten, obwohl meistens nur ein paar

2 https://www.weltkarte.com/mosten/syrien/landkarte-syrien-politische-karte.htm

Stunden zur Verfügung stehen. Ich habe mir fest vorgenommen, wieder mehr Zeit dort am Zusammenfluss vom Al Chabour und dem Euphrat zu verbringen, um meine Erinnerungen an meine Kindheit wieder aufzufrischen. Leider ist dies aber zur Zeit nicht mehr möglich, da dieses Gebiet im Zentrum des aktuellen Kriegsgeschehens liegt und vom sogenannten Islamischen Staat kontrolliert wird.

## Meine Familie, meine Eltern

Ich gehöre einer großen Sippe an, die seit mindestens acht Generationen in Syrien ansässig ist. Die Legende erzählt, dass einer unserer Vorfahren ein saudischer Prinz war, dessen Jagdkolonne wegen eines Sandsturmes den Weg in der saudischen Arabischen Wüste verloren und sich nach Norden in Richtung Syrien verlaufen hatte. Diese Kolonne landete irgendwann in dem kleinen Ort Mayadeen in der Nähe von Der-Ezzor und Boussairah am Euphrat. Als die Familie des Prinzen ihren Sohn nach mehreren Jahren aufspürte, hatte er zwischenzeitlich eine einheimische Frau geheiratet und wollte nicht mehr nach Saudi Arabien zurückkehren. Er gründete unsere Großfamilie, die inzwischen zu einer Sippe von mehreren tausend Personen angewachsen ist und immer noch in dieser Region lebt. Vor einigen Jahren ortete ein Cousin von mir den Ursprungsort unserer Sippe in Saudi Arabien und bat mich, Kontakte zu den dort lebenden Verwandten aufzunehmen – dies habe ich aber bisher noch nicht getan.

## Mein Vater, mein Vorbild (1887?–1975)

Mein Vater Abboud war immer und ist noch heute mein Vorbild. Er war ein strenger, prinzipientreuer und sehr zuverlässiger Mann, der selbst eine schwere und ärmliche Kindheit durchlebt hatte. Von seiner Armut und seinem Überlebenswillen hat er meinen Geschwistern und mir bis zu seinem Lebensende immer wieder erzählt. Eine der Geschichten handelte von einer recht wohlhabenden Tante, die jeweils zum Jahresende den Regeln des Islam entsprechend ihre Wohltaten und Almosen[3] an die Armen verteilte. Mein Vater berichtete uns, diese Tante habe ihm aber wegen seiner bitteren Armut überhaupt keine Unterstützung, noch nicht einmal Almosen, gewährt. Immer wieder warnte er uns Kinder vor der Armut, da sie nach seiner Überzeugung dazu führen würde, dass man von niemandem – noch nicht einmal von den eigenen Verwandten – gewürdigt oder akzeptiert werden würde, ja sogar nicht einmal wahrgenommen oder völlig vergessen werden könnte.

Mein Vater wurde zwischen 1880 und 1890, wahrscheinlich um das Jahr 1887, geboren. Da die Mutter meines Vaters schon früh verstarb, heiratete sein Vater noch einmal und bekam noch weitere Kinder. Mein Vater wuchs also mit einer Stiefmutter auf, die jedoch ihre eigenen Kinder vorzog und diese auch besser mit Essen versorgte. So magerte mein Vater als Kind erkennbar ab, ohne dass sein Vater wissen und sich erklären konnte, woran das lag. Mein Vater erzählte uns oft, er sei das ärmste Kind im Dorf gewesen.

Das wird ein Grund gewesen sein, weshalb er später unermüdlich danach trachtete, die Armut hinter sich zu lassen und wohlhabend zu werden – bis er dann tatsächlich einer der vermögendsten, vielleicht sogar der reichste Mann im Ort geworden ist. Er trachtete danach, mit jedem Betrag, den er hatte sparen können, Land zu kaufen, obwohl das damals auch mit Risiken verbunden war. Manche der Bauern, die ihr Ackerland aus einer Notsituation heraus verkauft hatten, wollten später ihr Land mit Gewalt zurückhaben, was natürlich auch zu erheblichen Konflikten führte. So wollte der ehemalige Besitzer eines Grundstücks sein Ackerland unbedingt zurückholen und setzte dafür auch die zahlreichen Mitglieder seiner großen Sippe ein; dagegen konnte sich mein Vater nicht wehren und musste zähneknirschend nachgeben und ihm das Land überlassen. Ich glau-

---

3 Almosen bedeutet Abgabe. Nach dem Koran ist es die Pflicht jedes Gläubigen, einen Teil seines Besitzes für Arme und Bedürftige zu spenden.

be heute, dass diese Erfahrung für meinen Vater auch der Grund gewesen ist, eine eigene große Familie zu gründen und viele Kinder zu zeugen, um sich gegen solche Situationen schützen zu können.

Zwischen 1959 und 1960, mein Vater war schon um die siebzig Jahre alt, wurde in Syrien durch Präsident Nasser, der damals Ägypten und Syrien regierte, eine Agrar- und Bodenreform nach sozialistischen Vorstellungen durchgeführt. Dem entsprechend wurde allen Bauern der Boden zugesprochen, den sie bearbeiteten – die rechtmäßigen Landbesitzer wurden somit enteignet und gingen leer aus. Meinen Vater traf das sehr, musste er doch alles, was er sich über viele Jahre hart erarbeitet und erworben hatte, an den Staat und die Bauern abgeben. Unter dieser Enteignung litt er bis an sein Lebensende. Er versuchte später mit Vieh- und Stoffhandel, einen Teil seiner Verluste zu kompensieren.

Mein Vater war – wie es der Islam gestattet – mit mehreren Frauen verheiratet. Seine drei Ehen, aus denen insgesamt siebzehn Kinder, davon zwölf Jungen, hervorgingen, schloss er nacheinander. Jede seiner Ehefrauen und deren Kinder hat er in einer eigenen Wohnung untergebracht. Die Frauen kannten sich natürlich, hatten auch Kontakt miteinander und arbeiteten zum Beispiel auch zusammen auf dem Feld.

Seine erste Frau gebar meinem Vater fünf Söhne und zwei Töchter, die zweite zwei Söhne und zwei Töchter und meine Mutter, seine dritte Frau, fünf Söhne und eine Tochter. Meine Mutter war die jüngste seiner Ehefrauen und – obwohl er alle Frauen gleich gut behandelte – wohl seine Lieblingsfrau. Ihr gegenüber demonstrierte er oft seinen Stolz auf mich: Spaßeshalber fragte er sie, ob sie bereit wäre, ihre Kinder mit ihm zu teilen – dann nähme er mich und sie könnte dafür alle anderen Kinder haben.

Das Zusammenleben in unserer Großfamilie gestaltete sich unkompliziert. Mein Vater hielt sich an die Gebote der Religion und ging jeden Tag zu einer seiner Frauen und deren Kindern. Weil er ein gläubiger und frommer Moslem war, behandelte er sie alle gleich gut und gerecht. Er war ein autoritärer Patriarch und bestrebt, seine ganze Familie »gut im Griff« zu haben.

Auch in der Erziehung seiner Kinder pflegte mein Vater einen autoritären Stil und war streng mit uns. Ich hatte zu meinem Vater eine besondere, sehr enge und vertrauensvolle Beziehung, während vor allem meine älteren Halbbrüder ihn fürchteten. Für meinen Vater waren die zwei wichtigsten Aspekte im Leben Leistung und Fleiß. Deshalb achtete und betreute er mich in besonderer Weise, weil er bemerkte, dass ich in der Schule gut und erfolgreich war; ich war nun sein Lieblingssohn von den elf anderen Söhnen und fünf Töchtern. Eine typische und häufig verwendete Redewendung seinen Söhnen gegenüber war: »Ich mag den am liebsten, der mit mir unzufrieden ist.« Damit wollte er ausdrücken, dass derjenige, der mit ihm unzufrieden wäre, ihn letztlich in Ruhe lassen und kein Geld oder Unterstützung von ihm verlangen würde. Er wollte seine Kinder dazu erziehen, selbständig zu werden und für sich selbst sorgen zu können. Dies war ein wichtiges Prinzip in seinem Leben: Jeder muss für sich selbst sorgen können und darf sich nicht von anderen abhängig machen. Ich habe diese Einstellung bereits in der Kindheit von ihm übernommen.

Als wir in Der-Ezzor lebten, betrieb mein Vater einen Stoffladen zunächst gemeinsam mit meinem ältesten Halbbruder Hawija, seinem ältesten Sohn; aber die beiden zerstritten und trennten sich schließlich. In diesem Geschäft habe ich auch viel Zeit verbracht, entweder habe ich ausgeholfen oder gelernt und gelesen, wenn keine Kunden dort waren.

Seine beachtliche Willensstärke bewies mein Vater auch, als er im Alter von etwa 50 Jahren beschloss, das Rauchen – von einem Tag auf den anderen – aufzugeben. Er hat dies eisern durchgehalten und hat bis zu seinem Lebensende keine einzige Zigarette mehr geraucht, obwohl er vorher ein starker Raucher gewesen war. Meine Mutter hat das nicht geschafft: Sie rauchte bis zu ihrem Lebensende, entwickelte eine chronisch obstruktive Lungenerkrankung (COPD) und verstarb an deren Folgen.

1953 nahm mein Vater an einer Haddsch, einer Pilgerfahrt nach Mekka, teil und wurde damit ein Haddji – diese Personen werden von ihren Mitmenschen besonders geachtet.

Mein Vater starb 1975 – mit etwa 88 Jahren – nach einer Nierenerkrankung, kurz nachdem ich gerade nach Deutschland abgereist war. Er wurde in meinem Geburtsort Boussairah begraben.

**Eine Auswahl der Sprüche und Lebensweisheiten meines Vaters**
Mein Vater war einer der klügsten Köpfe im Dorf, der aufgrund seiner Erfahrungen in den unterschiedlichsten Lebensbereichen über eine enorme Lebensweisheit verfügte und außerdem für fast alle Lebenslagen eine Redewendung parat hatte. Die Wurzeln von manchen dieser Sprüche reichen bis weit in die Vergangenheit und haben bis heute ihre Gültigkeit nicht verloren. Mich haben sie schon als Kind stark geprägt und haben meine Vorstellungen und meinen Lebensstil sicherlich nachhaltig beeinflusst – einige sind mir weiterhin präsent und begleiten mich noch immer:

- Gott bewahre dich vor demjenigen, der sich nur auf andere verlässt.

- Gott möge mich schützen vor Schmarotzern, die sich von mir versorgen lassen wollen.

- Nur durch eigenes Handeln kannst du Anerkennung und Respekt bekommen, nicht aber, indem du die Lorbeeren deiner Ahnen aufzählst.

- Einer kann nicht alle reich machen, aber viele können einen arm machen.

- Wer einen guten Rat ausschlägt, der trägt allein die Folgen.

- Wer nicht im Innern bereit ist, etwas zu tun, den werden auch zehn Pferde nicht dazu bewegen können.

- Vielschläfer sind entweder sorglos oder hirnlos.

- Die Herzen der Menschen sind wie Glas, wenn sie einmal zerbrechen, sind sie nicht mehr zu kitten.

- Junge Menschen können sterben, alte Menschen sterben bestimmt.

- Teste den Weisen mit unglaublichen Geschichten; wenn er dir glaubt, kann er nicht weise sein.

Diese Redewendungen meines Vaters klingen noch nach in meinen Ohren – ein Foto meines Vaters hängt in meinem Arbeitszimmer als ständige Erinnerung.

## Meine Mutter »Al Sayda« (1918?–2002)

Meine Mutter wurde während des ersten Weltkriegs, vermutlich zwischen 1916 und 1918, geboren und stammt aus einer angesehenen religiösen Familie, deren Wurzeln auf den Propheten Mohammed zurückgehen sollen. Deswegen wurde meiner Mutter der Name »Sayda«, die Heilige, gegeben. Sie kam aus Teib-Elfal, einem Dorf in der Nähe von Boussairah. Ihre Ahnen – z. B. ihre Ur-Großväter Scheich Issa und Scheich Abdulatif – sind in Boussairah in einer prominenten Grabstelle begraben, zu der viele Menschen von überall her pilgern.

Meine Mutter war die dritte und jüngste Frau meines Vaters. Sie gebar ihm insgesamt sieben Söhne und eine Tochter, leider starben die ersten beiden Söhne kurz nach ihrer Geburt. Mein Vater war bereits um die sechzig Jahre alt, als ich als zweitältester Sohn dieser Ehe geboren wurde.

Da meine Mutter nicht aus Boussairah stammte, musste sie sich hier erst behaupten und ihre Position aufbauen, auch die Konkurrenz zu den beiden anderen Ehefrauen meines Vaters aushalten, was anfänglich wohl nicht einfach war. Bald jedoch hatte sie das Vertrauen der großen Familie und der Umgebung erlangt, insbesondere auch, weil sie eine »Sayda« war, also aus einer heiligen Familie stammte. Schließlich war sie unter den Dorfbewohnern sehr beliebt und geschätzt. Viele Menschen kamen und suchten bei ihr Heilung von Krankheiten und von Schmerzen. Manchmal sollte sie nur einen Kopf massieren oder etwas aus dem Koran vorlesen. Das hat sie tatsächlich sehr oft und für viele Menschen getan und bei erstaunlich vielen eine Besserung ihrer Beschwerden erzielt. Ich erinnere mich, dass sie auch mich wegen meiner ständigen Halsschmerzen oder einer Angina oft im Nacken massierte. Sie wurde als eine Heilerin angesehen. Viele Menschen glaubten an die Heilwirkung ihrer religiösen Herkunft und viele fühlten sich dann so viel besser, dass sie bei erneuten Erkrankungen immer wieder zu ihr kamen, auch aus weit entfernten Orten. Für die Nachbarn und in der Umgebung galt meine Mutter als »weise Frau«, bei der man sich auch Ratschläge holen konnte.

Die ersten beiden Söhne meiner Mutter verstarben kurz nach der Geburt ohne erkennbaren Grund – möglicherweise waren sie Frühgeburten. Bei der Geburt des dritten Kindes – mein älterer Bruder Mahmoud – entschied meine Mutter, ihn tätowieren zu lassen, um ihn zu schützen. Diese Tätowierung verfehlte offensichtlich ihre Wirkung nicht und Mahmoud überlebte. Nachdem ich zur Welt gekommen war, wurde ich ebenfalls im Gesicht und auf den Handrücken tätowiert. Durch den heftigen Schmerz und mein Schreien lief ich zunächst wohl blau an und verlor dann das Bewusstsein – man sah von weiteren Tätowierungen ab. Auch meine jüngeren

Geschwister wurden nicht mehr tätowiert, weil man Angst hatte, sie könnten ebenfalls das Bewusstsein verlieren.

Die Tätowierung in meinem Gesicht in Form von mehreren Punkten an Stirn, Wangen und Kinn blieb, bis ich nach Deutschland kam. Damals musste ich so häufig den Menschen die Bedeutung und den Sinn der Tätowierung erklären – anders als heute war kaum jemand tätowiert –, dass ich sie schließlich 1979 von einem Hautarzt entfernen ließ.

Mein älterer Bruder Mahmoud hat seine Tätowierung heute noch. Auch meine Mutter hatte sehr viele Tätowierungen im Gesicht und an den Händen, weil dies damals bei Frauen auch als Schönheitsmerkmal galt. Bei Kindern sollten Tätowierungen auch vor dem »neidischen Auge« schützen.

Meine Mutter hatte leider viele Sorgen mit ihren Kindern, insbesondere mit meinem jüngeren Bruder Faruk, der in der Schule und während seines Studiums wenig erfolgreich war. Sie musste ihn oft vor den verbalen Attacken meines Vaters schützen und ihm ein plausibles »Alibi« verschaffen, wenn er seine Schulaufgaben nicht erledigt hatte. Später hat sie sogar ihr Erspartes und ihren Goldbesitz fast vollständig verkauft oder ihm gegeben, um sein Studium zu finanzieren. Besonders nach dem Tod meines Vaters hoffte sie, dass Faruk sein Studium ernster nehmen und es zu Ende führen würde. Sie gab ihm alles, bis sie schließlich starb, ohne den ersehnten Erfolg des Sohnes erleben zu können. Ihr Trost aber war, dass ich als erfolgreicher Mann meinem Bruder würde helfen können.

In den achtziger und neunziger Jahren habe ich meinen Jahresurlaub immer in Syrien verbracht, um meine Freunde und die Familie, aber insbesondere auch meine Mutter zu sehen. Die Besuche bei ihr waren mir eine Pflicht und ein Ritual, das ich konsequent pflegte. Ich wusste zu diesem Zeitpunkt, dass meine Mutter sehr krank war und nicht mehr lange leben würde; wegen ihres starken Rauchens litt sie an einer chronischen obstruktiven Atemwegserkrankung. So brachte ich ihr Medikamente und Aerosol in Dosen mit, um ihre Beschwerden zu lindern. Sie war außerordentlich glücklich, wenn ich meinen Urlaub bei ihr verbrachte, vor allem, weil sie auch meine Frau und meine beiden Söhne kennenlernen konnte. Ich spürte, wie sie dann vor Freude aufblühte. Manchmal deutete sie traurig an, dass sie mich häufiger als meinen in Damaskus lebenden Bruder Mahmoud sähe. Sie war stolz auf mich und betete für mich, dass Gott mich segnen möge, damit ich weiterhin erfolgreich und glücklich in meinem Leben bliebe. Wenn beim Abschied das Auto die Straße verließ, weinte sie bitterlich und Tränen flossen ihr über das Gesicht; ich musste meine Tränen und meine Traurigkeit unterdrücken, damit sie nicht noch mehr weinte.

Meine Mutter war natürlich sehr traurig, weil ich dauerhaft in Deutschland lebte. Sie wollte, wie jede andere Mutter auch, dass ich irgendwann nach Hause zurückkehren würde, um dort mit ihr und einer eigenen Familie zu leben. Aber sie hat sich schließlich doch damit abgefunden, dass ich im Ausland bleiben würde.

Immer wenn ich nach Syrien kam, berichtete sie mir ihre Sorgen. Ihr Hauptthema war stets die Sorge um meine Geschwister (mit Ausnahme von Abdullah, dem vierten Sohn), insbesondere um Faruk und Youssef, für die sie mich um Unterstützung bat. Ich bemühte mich, sie zu beruhigen und versprach zu helfen. Darauf sagte sie häufig, dass es wohl mein Schicksal sei, so frühzeitig schon die Rolle meines Vaters übernehmen zu müssen, um der ganzen Familie zu helfen; die Hilfe für meine Geschwister solle ich als Almosen betrachten, obwohl ihr wohl bewusst war, dass die Summe der Hilfe weit mehr als ein Almosen war. Über die Jahre habe ich für jeden von meinen Geschwistern eine Wohnung und für einige einen Laden gekauft, ich habe alle verheiratet und sämtliche Heiratskosten übernommen und zusätzlich noch die angewachsenen Schulden bezahlt. Meine Geschwister Farouk und Youssef haben sich immer wieder massiv verschuldet, und ihre Schuldner haben immer damit gerechnet, dass der »reiche Bruder« aus Deutschland die Schulden zurückzahlen wird. Das tat ich auch, um meine Mutter zu beruhigen und dem Ruf der Familie nicht zu schaden. Meine Familie betete immer für mich und ich bin überzeugt, dass dies auch bewirkt hat, dass ich so viel Glück und Erfolg in meinem Leben hatte.

Meine Mutter starb im Dezember 2002 und wurde in Boussairah neben meinem Vater und meiner Schwester begraben.

## Das Leben in Boussairah

Unser Leben im Dorf Boussairah war einfach und unkompliziert. Wir lebten in einem Haus mitten im Dorf und unweit der Mündungsstelle von Euphrat und Al Chabur. In unserem Haus gab es keine separaten Schlaf-, Wohn- oder Kinderzimmer, sondern die ganze Familie lebte in einem einzigen Raum – das war damals so üblich bei allen Dorfbewohnern. So saßen und aßen und schliefen wir immer gemeinsam – mit einer Ausnahme: Es gab ein einziges kleines separates Zimmer, in dem aber nur mein Vater sein Mittagsschläfchen in Ruhe verbringen durfte.

Mein Vater arbeitete nicht nur in seinem Stoffladen, sondern er handelte auch mit Vieh. Häufig brachte er Gäste mit zu uns nach Hause, die auch an den Mahlzeiten teilnahmen. Dies war ein damals übliches Ritual und ein Zeichen von Gastfreundschaft – uns Kinder hat es aber eher gestört, da wir lieber allein und ungestört gegessen hätten.

Mein einziges Hobby in meiner Kindheit war die Jagd von kleinen Vögeln. Dafür hatte ich von den Erwachsenen einen raffinierten Trick gelernt, wie man Fallen baut, um die Vögel lebendig zu fangen. Die Konstruktion dieser Fallen ist einfach, so dass ich gleich mehrere davon hergestellt habe. Man braucht dazu einen Holzstock, der mit einem Gummiband, einem Faden und Futter so präpariert wird, dass die Vögel angelockt werden, auf ihm zu landen. Das Futter befindet sich an der Spitze des Stocks, und wenn ein Vogel da landet, um an das Futter zu kommen, löst sich eine Sicherung, und die Beine des Vogels werden gefesselt – er ist in der Falle. Mit Hilfe dieser Konstruktion kam ich manchmal mit den unterschiedlichsten Vögeln nach Hause, am häufigsten jedoch mit Spatzen, aber auch mit Wachteln, die ich grillte. Ich versuchte sogar, einige Vögel zu züchten und wollte sie mit Wasser und Futter versorgen, aber leider verendeten die Tiere viel zu schnell – und ich war traurig und enttäuscht.

Wir wohnten unweit des Al Chabour Flusses, der zwar kleiner ist als der Euphrat, aber dennoch bis etwa 1960 das ganze nordöstliche Gebiet Syriens mit Wasser versorgen konnte. Später hat man viele elektrische Wasserpumpen eingebaut, um die Bewässerung der Felder und der Pflanzen zu gewährleisten, was aber dazu geführt hat, dass dieser Fluss allmählich vollständig austrocknete. In diesem Fluss habe ich als Kind schwimmen gelernt und bin dort mit den anderen Kindern zum Schwimmen gegangen. Wir bewegten uns im Wasser wie die Fische und waren ohne Aufsicht, weder Eltern noch ältere Geschwister passten auf uns auf. Möglicher Gefahren waren wir uns nicht bewusst und wir konnten uns überhaupt nicht vorstellen, dass einer von uns ertrinken könnte – was aber doch einem jungen Freund beinahe einmal passierte.

## Grundschulzeit

Zu meiner Grundschulzeit war Boussairah für uns Kinder ein sehr interessanter Ort, denn wir fanden beim Spielen auf dem Schulhof oder auch in der Umgebung häufig Bruchstücke von Gegenständen oder auch Münzen, die uns spannend erschienen und von denen tatsächlich einige wohl antik oder römischen Ursprungs waren. Das an die Schule grenzende Gebiet wurde nicht ohne Grund »Al Hafaier« (die Ruinen) genannt.

Meine ersten Erinnerungen an die Schulzeit gehen zurück auf das Jahr 1955, als ich von meinen Eltern in die Dorfschule geschickt wurde und wegen meines zu jungen Alters nur als »Musteme«, als Zuhörer und heute vergleichbar mit einem Vorschulkind, zugelassen wurde. Als »richtiger« Schüler bin ich schließlich 1956 aufgenommen worden. Obwohl ich körperlich sehr klein war, bemerkten meine Lehrer schon bald Begabungen und Fähigkeiten bei mir, die sich von denen der anderen Kinder klar abhoben. Ich wurde schnell als der beste Schüler in meiner Klasse angesehen und entsprechend von der gesamten Lehrerschaft behandelt. Ironischerweise ernannte ein neu an die Schule versetzter Lehrer im zweiten Schuljahr einmal ausgerechnet einen unbegabten Schüler, dessen Vater reich und mächtig war, zum Klassenbesten und setzte mich an die zweite Stelle. Ich erinnere mich, dass mich das damals sehr gekränkt und gestört hatte! Dieser Schüler hat später nicht einmal die Volksschule abschließen können, obwohl er mehrmals – aber ohne Erfolg – am Examen der 6. Klasse teilnehmen durfte; er wurde schließlich von der Schule ausgeschlossen. Ich erinnere aber auch, dass dieser Schüler immer wieder von dem Lehrer gefragt wurde, wo denn die Zigaretten seien, die ihm der Vater versprochen habe!

Ab dem 3. Schuljahr war allen in der Schule bekannt, dass ich nicht nur der beste Schüler meiner Klasse, sondern tatsächlich der beste Schüler der ganzen Schule war. Obwohl ich doch erst acht Jahre alt und noch klein war, setzte mich mein Lehrer oft auf seinen Lehrerstuhl, damit ich statt seiner die anderen Schüler Diktate schreiben ließ. Seiner Meinung nach hatte ich diese Übungen nicht mehr nötig. Ich sollte stattdessen die Schüler beaufsichtigen, damit sie nicht voneinander abschrieben, während er im Dorf seine Einkäufe erledigte.

Bis zum Ende der 6. Klasse galt ich im Dorf und für die Dorfschule als Musterschüler. Alle Lehrer und selbstverständlich auch der Schulleiter kannten mich, denn sie hatten alle von meinen außerordentlich guten Leistungen gehört. Die Lehrer gaben mir den Spitznamen »Abu Salah« in Anlehnung an »Salah Eddin«, den berühmten arabischen Ritter, der einst während der Kreuzzüge die Kreuzritter und europäischen Eindringlinge abgewehrt hatte. Ich war sehr stolz darauf, denn das war ja ein Heldenname! Allerdings wurde der Spitzname später etwas geändert: Weil ich noch immer sehr klein war – wahrscheinlich würde man heute von einem »Spätentwickler«, einem Kleinwuchs sprechen –, wurde ich nun »Abu Suileh« (kleiner Abu oder Abulein) genannt, und dieser Name hat mich noch mehr als 20 Jahre begleitet. Übrigens musste ich auch immer in der ersten Reihe sitzen, weil ich der kleinste Schüler in jeder Klasse war.

Dazu fällt mir eine Anekdote aus meiner Schulzeit ein, als ich die dritte Klasse besuchte. Ein Lehrer der fünften Klasse hatte mich aufgefordert, in seine Klasse zu kommen. Dort stand ein großer Schüler an der Tafel vor einer Mathematikaufgabe – er sollte lediglich mehrere Zahlen addieren und schaffte das offensichtlich nicht. Der Lehrer ließ mich nun an die Tafel gehen, wies darauf hin, dass ich ein Schüler der dritten Klasse sei und bat mich, die Aufgabe zu lösen. Das gelang mir sehr schnell. Nun forderte mich der Lehrer auf, dem großen Fünftklässler zu Strafe eine Ohrfeige zu geben, aber da ich zu klein war, um an das Gesicht des Jungen heranzukommen, musste der arme Schüler sich sogar zu mir nach unten bücken, damit ich ihm diese Ohrfeige geben konnte. Ohrfeigen waren damals eine übliche Strafe.

Für meine guten Schulleistungen erhielt ich von der Schule immer wieder unterschiedlichste Auszeichnungen.

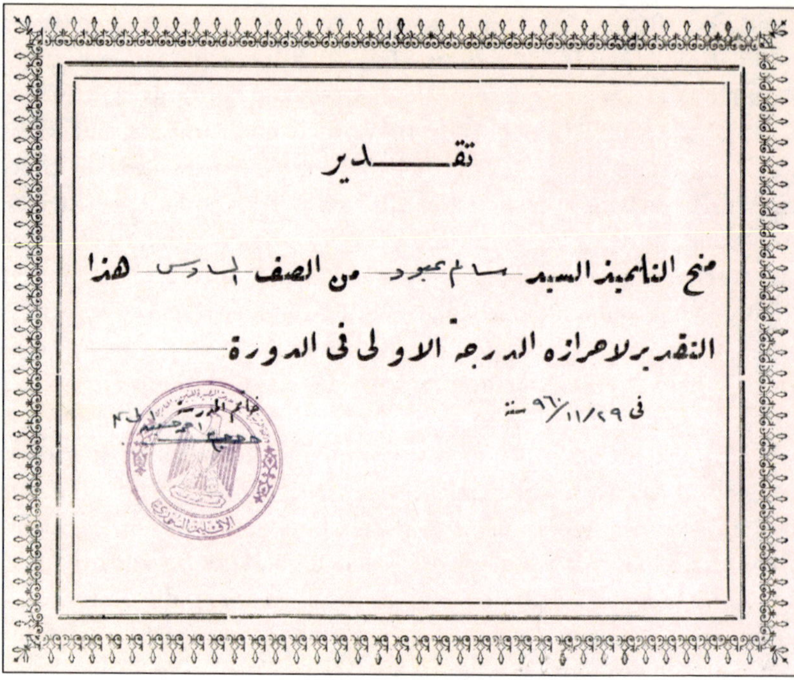

تقدير

منح التلميذ السيد سالم عبود من الصف السادس هذا

التقدير لاحرازه الدرجة الاولى في الدورة

في ٢٩/١١/٩٦٠ سنة

*Abb. 3: Auszeichnung der Volksschule im Jahr 1960*
*»Dem Schüler der sechsten Klasse Salem Abboud (El-Hamid) wird diese Auszeichnung verliehen, da er der beste Schüler seiner Klasse ist.«*
*Datiert 29.11.1960*

Ich konnte diese Leistungen trotz der – verglichen mit deutschen Verhältnissen – schwierigen häuslichen Wohnsituation erzielen. Meine Schulaufgaben erledigte ich nämlich meistens in einer Ecke unseres einzigen Wohnraums, wobei ich mit dem Buch auf dem Schoß gelernt und mich gleichzeitig auch an den parallel laufenden Diskussionen beteiligte.

Bereits in meinen frühen Lebensjahren hatte ich schon das Gefühl, mich von den anderen Schulkindern in vielen Bereichen zu unterscheiden: Ich war zwar klein, aber achtete immer darauf, pünktlich, pflichtbewusst und diszipliniert zu sein und dabei stets präzise zu arbeiten. Solche Eigenschaften kannte und erwartete man damals von Kindern nicht und viele von ihnen kannten das Wort »Disziplin« nur aus dem Lexikon; auf Pünktlichkeit oder Präzision legte man nicht so viel Wert. Aus heutiger Sicht wäre ich als Kind wohl von den Lehrern als »hochbegabt« und von meinen Mitschülern als »Streber« eingestuft worden.

1961 beschloss meine Familie, von Boussairah in die etwa 40 Kilometer östlich gelegene Stadt Der-Ezzor umzuziehen. Ich besuchte damals die 6. Klasse; der erfolgreiche Abschluss dieser Klasse galt in ganz Syrien als staatlicher Schulabschluss. Meine Schule wollte mich aber nicht für den Besuch einer anderen Schule in Der-Ezzor freigeben; ich sollte wenigstens noch mein staatliches Examen unter ihrem Namen machen, in der Erwartung, dass ich sehr gute Noten erreichen und damit das Ansehen und den Ruf der Schule verbessern würde. Meine Eltern gaben dem Wunsch der Schule nach und so blieb mir nichts anderes übrig, als den Rest des Schuljahres bei meinen Verwandten in Boussairah zu bleiben, während meine Familie schon in Der-Ezzor lebte.

Als dann nach etwa zwei Monaten die Anmeldungen der Schüler zu den Abschlussexamen in der zentralen Stelle in Der-Ezzor eingereicht wurden, erhielt ich die Auskunft, dass ich wegen meines zu geringen Alters (Jahrgang 1951) gar nicht teilnehmen durfte. Das war ein großer Schock für mich, denn ich war gut vorbereitet und hätte sicher alle Prüfungen mit sehr guten Noten bestanden; außerdem hatte man mich ja extra deswegen zwei Monate im Dorf zurückgelassen.

Doch es half alles nichts, ich musste in meiner 6. Klasse sozusagen »von Amts wegen« sitzen bleiben. Darüber habe ich damals viel und bitterlich geweint. Ich war enttäuscht und fühlte mich gedemütigt, als ich zusehen musste, wie viele Schüler mit schlechteren Schulleistungen das Examen machen durften und ich als der beste Schüler davon ausgeschlossen war.

## Erkrankungen in der Kindheit

Neben meinen schulischen Erfolgen gab es in meiner Kindheit aber auch schlimme Ereignisse: So erinnere ich mich an eine schwere Krankheit, als ich etwa fünf oder sechs Jahre alt war (wahrscheinlich 1955). Über einen längeren Zeitraum hatte ich wohl hohes Fieber, Schüttelfrostzustände und ein schlechtes Allgemeinbefinden, litt an Bauchschmerzen, hatte Durchfall und klagte über Appetitlosigkeit und Schmerzen am ganzen Körper. Heute – als Kinderarzt – vermute ich, dass es sich hierbei um eine Form des »Typhus Abdominalis« gehandelt hatte, einer schweren Salmonellen-Erkrankung. Über zwei Wochen war ich sehr krank und schwebte wohl auch in Lebensgefahr. Meine Eltern bangten um mein Leben, bis irgendwann ein Arzt aus Der-Ezzor zu uns kam und mich u. a. auch mit intramuskulären Spritzen behandelte. Damals war das üblich, dass Medikamente mit Spritzen injiziert wurden. Nach dieser Behandlung ging es mir bald besser; mein Appetit kehrte langsam zurück, ich konnte wieder essen, was meine Mutter für mich gekocht hatte, und relativ schnell war ich wieder auf den Beinen.

Einige Wochen später bemerkte ich, dass ich Schwierigkeiten beim Hören hatte; tatsächlich wurde dann ein kompletter Verlust des Hörvermögens auf dem linken Ohr festgestellt – das hat sich bis heute nicht geändert. Die Natur – und vielleicht auch Gott – haben jedoch die Hörfähigkeit meines rechten Ohres so verstärkt, dass ich im alltäglichen Leben kaum über eine Einschränkung klagen und im Grunde auch noch alles hören kann, auch Flüstertöne.

Ich vermute, dass ich damals mit einem Antibiotikum der Amino-Glycosid-Gruppe, wahrscheinlich Streptomycin, behandelt worden bin, denn dieses Mittel kann dauerhafte Nieren- und Hörschäden verursachen, wenn es in hohen Dosen verabreicht wird. Heute wird es nur noch selten – eher für bestimmte Formen der Tuberkulose – eingesetzt. Aber der Arzt hatte mein Leben gerettet, selbst wenn durch die Therapie ein bleibender Hörschaden verursacht wurde.

## Der Umzug der Familie nach Der-Ezzor

Unser Leben in Boussairah endete, als mein Vater wegen des Verlustes seines Ackerlands beschloss, das Dorf zu verlassen, um in Der-Ezzor ein neues Leben zu beginnen. Dort wollte er mit seinem ältesten Sohn Hawija einen Stoffladen eröffnen und zugleich weiter mit Vieh handeln. Der Viehhandel sollte später von Hawija übernommen werden, mein Vater wollte sich hauptsächlich um den Laden kümmern.

Ich freute mich auf die Stadt wie jedes andere Kind vom Land. Heimweh nach Boussairah hatte ich nicht, da ich ja mit meiner ganzen Familie zusammen war. Der Neubeginn in Der-Ezzor verlief für mich aber doch nicht nur angenehm. In der Nähe der Straße, in der wir wohnten, gab es einige Kinder, die mich als Neuankömmling, der aus einem Dorf kam, schlecht behandelten. Wenn man von einem Dorf in diese Stadt kam, wurde man als »Shawi«, als »Dorftrottel« bezeichnet. Ich war froh, dass mich aus meiner neuen Schulklasse einige Kinder, die später meine besten Freunde wurden, vor diesen Jungen beschützten,

Zunächst aber war der erste, der wichtigste Schritt die Anmeldung in einer neuen Schule. Ich ging mit meinem älteren Bruder in die nahegelegene Schule namens Khaled Ibn Al-Walid. Dort saß der Schuldirektor im Hof und spielte mit jemandem Karten. Mein Bruder fragte ihn höflich, ob ein Platz für mich in dieser Schule frei sei. Der Rektor verneinte spontan und empfahl uns, es in der nächsten Schule zu versuchen. Ich vermute, er sagte uns ab, weil er an unserer Kleidung und an unserem Akzent erkannte, dass wir aus einem Dorf kamen. Bevor wir allerdings das Gebäude verließen, rief er uns zurück und fragte nach meinen Zeugnissen, die mein Bruder in den Händen hielt. Er überprüft sie eine Weile und war überrascht, dass ich in allen Fächern die Note »ausgezeichnet« erhalten hatte. Die Zensur »ausgezeichnet« wurde damals nur in Ausnahmefällen vergeben. Zusätzlich hatte mein Hauptlehrer der 4. und 5. Klasse eine Anmerkung dazu geschrieben: Dieser Schüler ist eine Ausnahmeerscheinung und eine »Intelligenzflamme«! Der Schulrektor war verwirrt, dass ich trotz der ausgezeichneten Noten und trotz der außergewöhnlichen Beurteilung »sitzen geblieben« war. Ich musste ihm dann erklären, dass ich wegen meines Alters nicht zum staatlichen Examen der 6. Klasse zugelassen worden war und deswegen aus formalen Gründen hatte sitzen bleiben müssen. Da wirkte er plötzlich erleichtert und zufrieden, nahm meine Papiere an sich und sagte mir, ich dürfe Anfang der folgenden Woche in seiner Schule beginnen.

Hier begann nun der zweite Abschnitt meines Schullebens. In der neuen Schule lernte ich meine wichtigsten Freunde kennen, Said und Fahed. Von Beginn an fand ich mich schnell zurecht, da ich ja praktisch nur das Jahr wiederholte und mir die Inhalte der Unterrichtsfächer bestens bekannt waren. Deswegen hatte ich auch keine Mühe, mich in der Klasse nach kurzer Zeit als Klassenbester durchzusetzen. Eine Woche nach Schulbeginn kam der Rektor in meine Klasse und fragte meinen Klassenlehrer nach mir: »Was macht eigentlich unser Dorfschüler?« Der Lehrer lächelte und antwortete prompt: »Ausgezeichnet, er ist der beste Schüler in der Klasse«. Da schmunzelte der Rektor nur und verließ den Raum.

Mit dem Schulbesuch in Der-Ezzor begann für mich ein neues Leben. Am Anfang hatte ich nur wenige Freunde und kaum Kontakt zu anderen Kindern. Später aber entwickelten sich neue Freundschaften, insbesondere zu den anderen Mitschülern. Zwei davon wurden später meine besten Schul- und Lebensfreunde. Diese Freundschaften halten seit nunmehr über 50 Jahren.

Sehr gut verstand ich mich mit meinen beiden Mitschülern Fahed und Said, die die besten Schüler der Klasse gewesen waren, bevor ich in die Schule kam. Unsere Bekanntschaft vertiefte sich schnell trotz unserer schulischen Konkurrenz. Said schützte mich sogar vor anderen Kindern, die mich wegen meiner Dorfherkunft schlecht behandeln wollten.

In den folgenden Monaten und Jahren kam ein neuer Freund namens Walid hinzu. Er war ein lustiger Typ, der schlagkräftige Sprüche und lustige Witze machte. Er schloss sich unserer Dreier-Gruppe an, die sich dadurch stärker fühlte.

Das erste Schuljahr in Der-Ezzor verging wie im Flug, da ich im Grunde nur wiederholte, was ich bereits gelernt hatte. Eine der lustigen Erinnerungen an diese Zeit war die Methode, mit der unser Mathematiklehrer die Schüler zum Lernen motivieren wollte. Er sammelte von jedem der 50 Schüler umgerechnet ca. 10 Cent ein und kaufte davon Schulartikel, wie Kugelschreiber, Lineale, Hefte und ähnliches. Jede Woche führte er ein kleines Examen durch. Wer die beste Note erzielte, erhielt eine seiner Belohnungen. Bald gingen aber sämtliche Belohnungen ausschließlich an mich, was mich einmal dazu veranlasste, diesem Lehrer (Mister Georg, einem strenggläubigen Christen) vorzuschlagen, ob er nicht aus Gerechtigkeitsgründen dieses System ändern wolle, damit auch einmal ein anderer Schüler die Belohnung bekäme. Der Lehrer war allerdings von meinem Vorschlag gar nicht begeistert, sondern schaute mich wütend an und forderte mich auf, derartige Vorschläge für mich zu behalten und gefälligst froh zu sein, dass ich diese Belohnungen immer bekäme. Im Übrigen sollte ich in Zukunft keine solch »blöden« Vorschläge mehr machen.

Am Ende des Schuljahres konnte ich endlich das zentrale staatliche Abschlussexamen der 6. Klasse ablegen. Die Prüfung war für mich im Grunde sehr einfach – sämtliche Fragen wurden in kurzer Zeit von mir beantwortet. Soweit ich mich noch erinnere, waren es Fragen zur arabischen Sprache, zur arabisch-syrischen Geschichte, zum Allgemeinwissen sowie zum Fach Mathematik. Ich machte nur einen kleinen Fehler in einer Mathematikaufgabe, wo ich bei der Lösung das Komma um eine Stelle verschoben hatte. Deshalb erhielt ich von den 300 erreichbaren Punkten nur 296, was mich damals sehr wurmte. Aufgrund meiner Note erklärte man mich zum besten Schüler der gesamten Region Nord- und Ost-Syrien. Das Versprechen, den besten Schüler mit einer Bildungsreise nach Ägypten zu belohnen, wurde seitens der Schulbehörde allerdings nie eingelöst.

## Französische Sprache

Im Leben gibt es manchmal Zufälle, Vorkommnisse oder Entscheidungen, die zunächst als Routine oder normale Ereignisse erscheinen, sich später aber als Weichenstellungen herausstellen, die das gesamte Leben und Schicksal beeinflussen.

Nach dem staatlichen Examen der 6. Klasse und mit dem Übergang zur Mittelschule teilte man die Schüler zu Beginn der 7. Klasse in zwei Gruppen auf; eine kleine Gruppe umfasste 50 Schüler, die größere Gruppe ungefähr 200 Schüler, die wiederum in vier Klassen eingeteilt wurden. In der kleinen Gruppe wurde Französisch als Fremdsprache unterrichtet. Dort waren überwiegend Kinder christlichen Glaubens, die seit ihrer Kindergartenzeit Französisch lernten. Die anderen Schüler dieser kleinen Gruppe kamen zum größten Teil aus Dörfern sowie aus sozial schwachen Schichten. Im Grunde waren in dieser Klasse überwiegend Schüler, deren Eltern keine Beziehungen zur Schulleitung hatten. Obwohl ich beim staatlichen Examen der 6. Klasse die besten Noten von allen Schülern gehabt hatte, berücksichtigte die Schulleitung das nicht und gab mir keine Möglichkeit, mich für eine der angebotenen Sprachen zu entscheiden. Ich wurde einfach der Gruppe zugeteilt, die Französisch lernte. Welche Folgen diese Zuteilung für meine Zukunft haben würde, konnte ich mir damals noch nicht vorstellen.

Gemäß unserer damaligen Schulordnung mussten die Oberschuljahre in zwei Stufen absolviert werden. Die ersten drei Jahre führten zur Mittleren Reife, die folgenden drei Jahre im Gymnasium zum Bakkalaureat bzw. zum Abitur. Die drei Gymnasialjahre waren in einen wissenschaftlichen und einen literarischen Zweig aufgeteilt. Wer im wissenschaftlichen Bereich lernte, konnte später an der

Universität die wissenschaftlichen Fächer wie Medizin, Pharmazie, Ingenieurwissenschaften u. ä. studieren. Schüler des literarischen Bereichs konnten später ausschließlich die theoretischen Fächer wie Jura, Geschichte, Philosophie u. ä. belegen. Ich wurde Schüler des wissenschaftlichen Zweigs.

Bereits zu Beginn der Mittelschulzeit lernte ich in meiner neuen Klasse Dib Bahna kennen, der noch heute zu meinen besten Freunden zählt. Er war der einzige Sohn einer christlichen Familie und hatte mehrere Schwestern. Unsere Freundschaft vertiefte sich durch unser gemeinsames Lernen, da er wie ich sehr fleißig in der Schule war. Wir lernten sogar manchmal gemeinsam bis spät in die Nacht, so dass entweder ich bei ihm oder er bei uns übernachtete. Unsere Familien achteten uns, als ob wir Brüder wären. Durch diesen Freund konnte ich einen tiefen Einblick erhalten in die Lebensart, die Gewohnheiten und Religionsrituale der Christen, eine der Minderheiten in Syrien. So entstand bei mir bereits in der Kindheit Verständnis, Toleranz und Respekt auch für andere Religionen.

In der Schule war ich unterfordert, denn unter den 50 Mitschülern war kein einziger eine wirkliche Konkurrenz für mich. Ich war von der 7. bis 9. Klasse ohne größere Anstrengungen der beste Schüler der Klasse. Auch im französischen Sprachunterricht war ich nach kurzer Zeit einer der besten Schüler und sogar besser als viele der christlichen Kinder, die bereits seit ihrer Kindergartenzeit Französisch lernten.

Rückblickend würde ich behaupten, dass der größte Teil meiner Mitschüler entweder überfordert oder faul war. Im Französisch-Unterricht beteiligten sich lediglich wenige Schüler, allesamt Christen und ehemalige Privatschulabsolventen. Die anderen waren desinteressiert, was dazu führte, dass unser Französischlehrer Antranek, der uns bis zur 12. Schulklasse begleitete, jedes Jahr erneut versuchte, den Stoff des vorherigen Jahres zu wiederholen. Er wollte die Schüler wenigstens einigermaßen in den Unterricht einbinden – leider hatte er damit wenig Erfolg, da die meisten einfach keine Lust hatten zu lernen. Immer wieder gab es zwischen mir und diesem Lehrer heftige Diskussionen über Sinn und Unsinn der Stoffwiederholungen aus den früheren Jahren. Er argumentierte damit, dass er den Unterricht nicht nur für mich und die wenigen guten Schüler mache, sondern für die gesamte Klasse. Dadurch wurde der Unterricht für mich aber zunehmend langweilig, nur selten kam noch etwas für mich Neues hinzu. So begann ich, alleine mit den Lehrbüchern zu lernen, indem ich mir im Voraus viele Kapitel vornahm.

## Schulische Leistungen

Genauso wie in der Grundschule in Boussairah war ich auch in der Mittelschule und später im Gymnasium in Der-Ezzor der beste Schüler meiner Klasse und sogar all der anderen Klassen des einzigen großen Gymnasiums Al-Furat. Meine schulischen Stärken lagen quasi in allen Fächern, mit Ausnahme des Sports. Vor allem in den wissenschaftlichen Fächern wie Mathematik, Physik und Biochemie war ich erfolgreich, außerdem hatte ich wohl auch eine besondere Begabung und Fähigkeit für die arabische Sprache und Literatur: Ich konnte manchmal ein Gedicht nach nur kurzer Zeit und nur wenigen Wiederholungen auswendig aufsagen. Auch die sehr komplexe arabische Grammatik war für mich intuitiv leicht zu verstehen und fast jedes diffizile Grammatikthema konnte ich, ohne lange zu überlegen, spontan beschreiben. Ich wusste nicht, woher ich diese Fähigkeit hatte, aber es war so. Ich vermute, es lag auch daran, dass ich so viele unterschiedliche Bücher in den Schulferien las, an deren Fakten und Inhalte ich mich jeweils gut erinnern konnte.

Das Schulfach »arabische Sprache und Literatur« war zur damaligen Zeit das wichtigste Hauptfach. Wer darin die Prüfung nicht bestand, blieb auf jeden Fall in seiner Klasse sitzen, auch wenn er in allen anderen Fächern bestanden hatte. Die Lehrer vertraten die Ansicht, dass kein Schüler im Fach Arabisch die Bestnote von 60 Punkten erreichen könne, nicht einmal der Lehrer selbst, wenn er geprüft wurde. Mein Arabischlehrer gab mir immerhin 59 von 60 Punkten!

Meine Vorliebe für die arabische Sprache und Literatur hat mich mein Leben lang begleitet. Da ich in den Ferien viele Bücher las, konnte ich als einziger Schüler immer wieder mit dem Lehrer diskutieren, wie zum Beispiel eine Satzstellung oder ein Gedicht auszulegen sei. Mein Arabischlehrer Herr Dibs betonte einmal vor meinen Mitschülern, dass er während seiner fünfzehnjährigen Berufserfahrung weder in Ägypten noch in Syrien einen so aufnahmefähigen und in der arabischen Sprache versierten Schüler wie mich erlebt habe.

Immer wieder stritt ich mich mit ihm über die richtige Auslegung eines Satzes oder Gedichtes. Eines Tages verpasste mir ein neuer Arabischlehrer eine Ohrfeige, eine damals zulässige Lehrerhandlung, weil ich es gewagt hatte, ihn zu korrigieren. Er las dann allerdings zu Hause nach und stellte fest, dass ich im Recht war. Danach galt bei unseren Auseinandersetzungen über die Auslegung einzelner Gedichte oder Textpassagen der Satz: »Beide Varianten sind richtig.«

In der Schulpausen gewöhnte ich mir an, nicht im Schulhof wie die anderen Kinder zu spielen, sondern irgendwo in einer Ecke zu stehen und die anderen zu beobachten, wie sie sprangen und sich gegenseitig schubsten, kämpften und schrien oder irgendwelchen Unsinn machten. Ich beobachtete solche Szenen meistens unbeteiligt und versuchte, in dieser Zeit irgendwelche Gedichte auswendig zu lernen, eine Mathe-Formel zu lösen oder manchmal nur nachzudenken, warum meine Mitschüler so sinnlosen Beschäftigungen nachgingen.

Als wir in der elften Klasse waren, wollte einmal unser Physiklehrer wissen, welcher Schüler im vorangegangenen Schuljahr der Klassenbeste gewesen sei. Alle Schüler zeigten mit ihren Fingern auf mich. Er fragte weiter, wer im Jahr davor und in den zurückliegenden Jahren Klassenbester gewesen sei, die Schüler zeigten immer auf mich. Der Lehrer empörte sich und sagte: »Schämt ihr euch eigentlich nicht?

Warum lasst ihr dies zu? Ihr müsst besser werden und ihn übertreffen!« Ich musste lachen und die anderen Schüler auch.

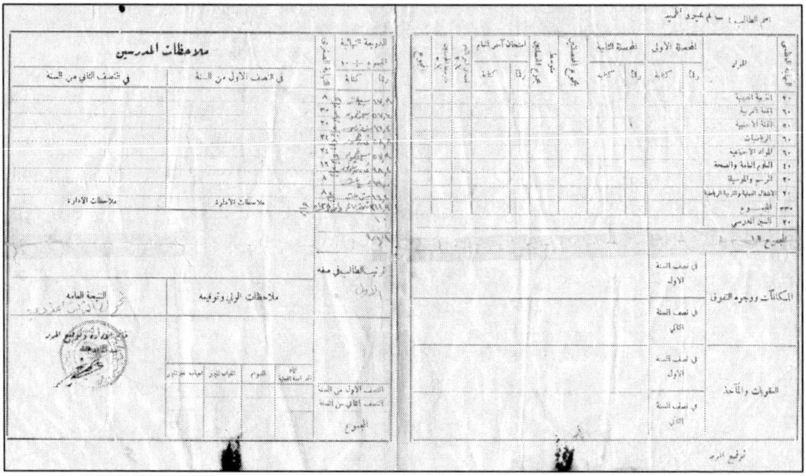

*Abb. 4: Schulzeugnis der 8. Klasse, Vorderseite: »Die Noten in allen Fächern liegen zwischen 90-98 Prozent der höchst erreichbaren Punkte. Die wichtigen Fächer Mathematik, Arabisch, Fremdsprache und Allgemeinwissen sind besonders hoch bewertet. Salem Abboud (El-Hamid) ist der beste Schüler seiner Klasse.«*

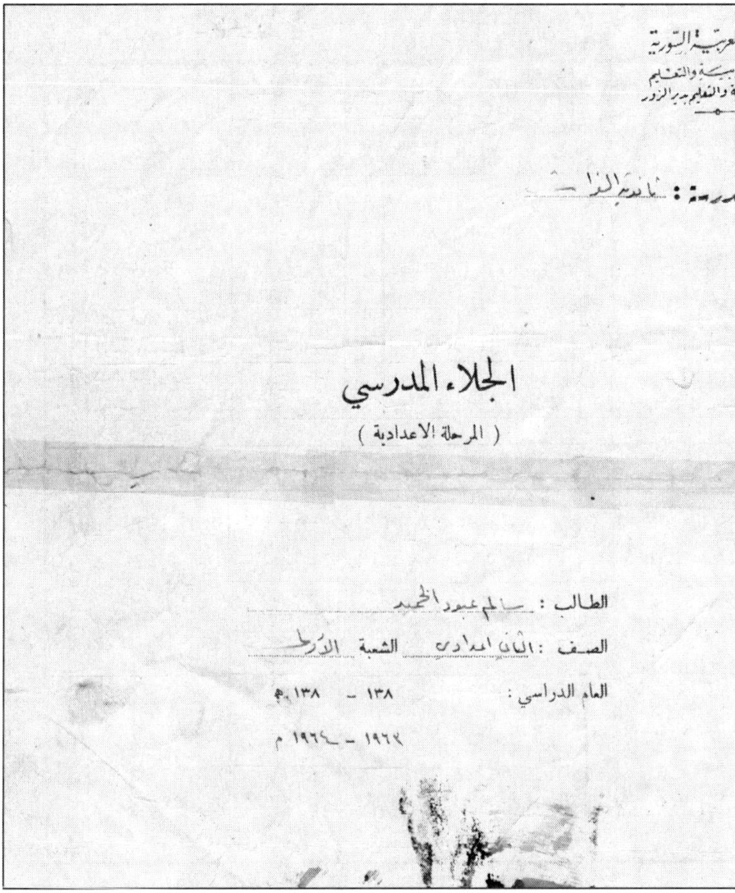

…العربية الثورية
…تربية والتعليم
…ية والتعليم بدير الزور

الجلاء المدرسي
( المرحلة الاعدادية )

الطالب : سالم عبود الحميد
الصف : الثاني اعدادي الشعبة الاولى
العام الدراسي : ١٣٨ - ١٣٨ هـ
١٩٦٣ - ١٩٦٤ م

*Abb. 5: Schulzeugnis 8. Klasse, Rückseite:*
*Das Zeugnis zeigt den Namen der Schule, den Namen des Schülers,*
*die Klasse und das Schuljahr 1963–1964*

In der Mittel- und Oberschule war ich körperlich einer der kleinsten Schüler in der Klasse und habe darunter sehr gelitten. Vermutlich versuchte ich, meine geringe Körpergröße durch gute Leistungen in der Schule zu kompensieren. Erst später an der Uni spielte das keine Rolle mehr. Rückblickend würde ich sagen, dass ich als Schüler »ein Streber« war.

In der elften Klasse des Gymnasiums gab es eine Gruppe von Schülern, die eine »Clique« bildeten, in den hinteren Reihen saßen und häufig den Unterricht störten. Es waren meist kräftig gebaute Jungen, die alles andere im Sinn hatten als zu lernen. Im Unterricht war es üblich, dass nur wenige Schüler sich mit Fragen und Antworten beteiligen. Viele »faule« Schüler wollten, dass die Lehrer den Unterrichtsstoff möglichst oft wiederholten, einerseits um die Zeit zu vertreiben und andererseits auch, um sich manchmal darüber zu amüsieren. Ich war einer der wenigen Schüler, der mit den Lehrern diskutierte und ihnen signalisierte, dass ich den Inhalt verstand, was die anderen Schüler verärgerte. Dies veranlasste einige von ihnen, mir ein »Redeverbot« zu erteilen.

Eines Tages ließ ich mich spontan auf eine Diskussion mit einem Lehrer ein, trotz des »Redeverbots« dieser Gruppe, das war mir in diesem Augenblick egal. Unmittelbar nach dem Unterricht kam Mowafak T. zu mir, ein Junge aus der besagten Gruppe, der ausgerechnet der körperlich kleinste von ihnen war. Seinen Namen habe ich nie vergessen. Dieser Junge schlug mich mit der Faust ins Gesicht und schrie: »Du Idiot, wir haben dich gewarnt und dir mehrmals gesagt, du sollst im Unterricht nicht reden und quatschen.«

Ich war wütend, gedemütigt und verbittert, dass ich mich gegen ihn und seine starke Gruppe nicht wehren und zurückschlagen konnte. Die Beleidigung und Verletzung meiner Ehre und meiner Gefühle vor den anderen Schülern habe ich jahrelang mit mir herumgetragen und konnte dies nicht vergessen: Ich wollte Rache an diesem Jungen nehmen.

Unsere Wege trennten sich allerdings nach dem Abitur: Ich ging nach Aleppo, um Medizin zu studieren und hörte nie wieder etwas von ihm. Acht Jahre später sah ich ihn eines Tages auf dem Exerzierplatz in dem Militärcamp, wo ich meinen Militärdienst ableisten musste. Offensichtlich studierte er auch Medizin, allerdings an einer anderen Universität und war nun wie ich zum Militär eingezogen worden. Als ich ihn sah, erinnerte ich mich sofort an den Faustschlag in mein Gesicht, die Demütigung und Beleidigung vor allen Mitschülern und wie ich mich damals nicht hatte wehren können. Wie ein Blitz stürmte ich auf ihn zu, wie ich es beim Militär gelernt hatte, griff ihn fest, nahm ihn hoch und schleuderte ihn heftig auf den Boden, setzte meinen Militärstiefel auf seinem Kopf und schrie ihm ins Gesicht: »Du Idiot! Erkennst Du mich wieder? Weißt Du, wer ich bin? Hast Du's vergessen? Deine Tat an der Schule vor vielen Jahren?« Der Arme war erschrocken, guckte mich ängstlich an, begann zu zittern und wie ein kleines Kind laut zu weinen – als ich dies sah, sagte ich zu ihm: »Eigentlich ist jetzt die Stunde der Rache, aber ich bin barmherzig und lasse Dich frei.« Ich konnte sehen, dass ihm sein Verhalten von damals unangenehm war und ihm leid tat, deshalb ließ ich ihn gehen. Es ist sicher eine meiner guten Eigenschaften, dass ich Menschen, die mich verletzt oder mir Ungutes getan haben, dann verzeihen und den Vorfall abschließen kann, wenn ich sicher bin, dass eine Entschuldigung ernst gemeint ist. Diese Einstellung des Verzeihens und Nicht-Nachtragens betraf später auch meine Mitarbeiter, wenn sie mir zunächst geschadet oder mich verletzt hatten. Ich halte dieses Vorgehen für essentiell, vor allem für Menschen in Führungspositionen, denn sonst würde man einen wichtigen Teil seines Lebens mit der Bewältigung von eigenen inneren Konflikten verbringen.

## Meine damaligen Hobbies – Lesen, Fotografieren und Malen

### Lesen

Von der 7. bis 12. Klasse verbrachte ich die gesamten Sommerferien nicht wie die anderen Kinder mit Spielen, sondern las Bücher vieler arabischer, aber auch ausländischer, insbesondere französischer Autoren, wie Honoré de Balzac und Victor Hugo: zum Beispiel »Les Miserables« und der »Glöckner von Notre Dame«. In dieser Zeit fühlte ich mich gedanklich nach Paris versetzt und träumte davon, dort an der Universität Sorbonne Medizin zu studieren. Ich las aber auch Bücher von deutschen, englischen, amerikanischen und russischen Autoren. Eines der schönsten deutschen Bücher war für mich »Die Leiden des jungen Werther« von J. W. von Goethe. Das Buch hat mich zwar traurig gemacht, aber mich gedanklich auch mit Deutschland verbunden. Ich erinnere mich, dass ich beim Lesen so fasziniert war, dass ich gegen Ende des Buches bewusst begann, immer langsamer zu lesen, um jede der letzten Seiten noch intensiv genießen zu können und um das Ende des Romans zu verhindern. Und so erstreckte sich das Lesen über mehrere Wochen, obwohl ich den Text auch in einer wesentlich kürzeren Zeit – wie sonst immer – hätte lesen können. Von der russischen Literatur las ich das bekannte Werk »Krieg und Frieden« von Leo Tolstoi.

Das für mich wichtigste und interessanteste Buch, das ich während meiner Schulzeit gelesen habe und das mich bis heute geprägt hat, ist das Buch »Psychologie der Menschen«. Ein Student hatte es bei einem Besuch meines älteren Bruders in unserem Haus vergessen. Das Buch war ein Lehrbuch der Psychologie für die Studenten der höheren Semester an der Universität Damaskus. Es umfasst etwa 860 Seiten, worin umfangreiche Analysen und Theorien der wichtigsten internationalen Denker, Schriftsteller und Philosophen aus allen Bereichen der Psychologie gesammelt waren. Hier lernte ich die Namen und Thesen von Freud, Kant, Nietzsche und vielen anderen Psychologen und Philosophen kennen. Ein Kapitel des Buches widmet sich ausführlich der Intelligenz und den unterschiedlichen Einflussfaktoren für die menschliche Begabung. Besonders hervorgehoben werden die Rolle der Erbfaktoren und der Einfluss der Umwelt auf die Entstehung der menschlichen Intelligenz und deren Gewichtung. Im Wesentlichen wird vermittelt, dass beide Faktoren einen wichtigen Einfluss haben und nicht immer zu trennen sind.

Neben diesem im Grunde bekannten Fakt wird in dem Buch auch eine interessante These formuliert, die besagt, dass die Intelligenz durch zwei Faktoren, den sogenannten »general factor« und den »spezific factor«, bestimmt wird. Das heißt, dass ein Mensch mit bestimmten Stärken und Fähigkeiten auf die Welt kommt: eine besondere Begabung in Mathematik wird dann als »specific factor« bezeichnet. Diese Person kann aber ihre Stärke und Intelligenz nicht entfalten, wenn sie nicht über ein Mindestmaß an allgemeiner Intelligenz, dem »general factor« verfügt.

Viele Inhalte des Buches prägen bis heute mein medizinisches Handeln und meine Lebensphilosophie. Sie ließen das Fachgebiet Psychologie für mich besonders attraktiv erscheinen, so dass ich mich auch während meines Medizinstudiums viel mit Psychologie befasste. Ich betrachte die Psychologie als eine wichtige Ergänzung für die Medizin und meine, dass jeder Arzt über eine umfassende Kenntnis der Psychologie des Menschen verfügen sollte, wenn er in seinem Beruf als Arzt erfolgreich sein möchte.

**Fotografieren**

In der Oberschulzeit entdeckte ich das Fotografieren. Bereits in der siebten oder achten Klasse hatte ich mir eine Fotokamera (Kiew Kamera) besorgt und viele schöne Schwarz-Weiß-Bilder gemacht. Möglicherweise hing dies mit meiner Vorliebe für Kunst und Malerei zusammen. Das Fotografieren als Hobby habe ich weiter verfolgt. Sobald es 1979 die ersten Videokameras gab, besorgte ich mir einen Apparat, der damals noch mehr als zwei Kilogramm wog, und dazu einen fünf Kilogramm schweren Videorecorder, um Bilder überall außerhalb des Hauses machen zu können. Später habe ich mir mehrere hochauflösende Foto-und Videokameras angeschafft und mich mit dem Fotografieren und dem Filmen hobbymäßig beschäftigt. Dieses Hobby pflege ich bis heute.

**Kunst und Malen**

In meiner Schule war die Kunsterziehung ein fest verankertes Fach und die Malerei war sehr geachtet. In der zehnten Klasse hatten wir einen sehr engagierten Kunstlehrer namens Nadir Nabee – er wurde später einer der besten und bekanntesten Bildhauer in Syrien. Dieser Lehrer beobachtete, dass ich gerne und schön malte. Daraufhin förderte er mich intensiv und erklärte mir, wie man Bilder kunstvoll aufbaut und entwickelt und welche Farbkombinationen man benützen sollte. Schließlich riet er mir, mit ihm gemeinsam im Schulatelier zu arbeiten. Er war von meinen Bildern sehr begeistert und gab mir immer die beste Note, 20 von 20 erreichbaren Punkten.

Seiner Meinung nach hatte ich eine Veranlagung für die Bildhauerei und sollte – wie er – die Kunst und die Malerei zu meinem Broterwerb machen. Seine Ideen begeisterten mich zunächst. Mit ihm malte ich oft stundenlang und bis in den Abend im Atelier der Schule und vergaß darüber vieles andere. Einige meiner Bilder hingen sogar jahrelang in verschiedenen Schulräumen. Aber irgendwann merkte ich, dass die Malerei viel Zeit in Anspruch nahm und dass dies meinem Traum vom Medizinstudium im Wege stehen würde. Ich musste mich also entscheiden, entweder für die Kunst und Malerei oder für ein Medizinstudium. Ich habe mich für letzeres entschieden, da dies ein Traum seit meiner Kindheit war. Damit begrub ich mein Engagement für die Malerei. Mein Lehrer war deswegen sehr enttäuscht.

Später, als ich an der Universität Medizin studierte, habe ich während für mich langweiliger Vorlesungen die Gesichter oder die Körper und Haltungen meiner Kommilitonen und Kommilitoninnen gezeichnet, viele von ihnen waren von meinen Skizzen und Bildern sehr angetan. In den späteren Jahren verfolgte ich leider dieses Hobby nicht weiter und malte auch nicht mehr, weil ich merkte, dass das Malen mir viel von der Zeit raubte, die ich für das Lernen brauchte. Und so habe ich diese Fähigkeit und Begabung leider vernachlässigt und bin heute nicht mehr in der Lage, schöne Bilder wie einst zu malen.

## Epilepsie-Erkrankung

Etwa um das Jahr 1963 oder 1964 mit ungefähr vierzehn Jahren erlitt ich einen ungewöhnlichen Ohnmachtsanfall, der auftrat, nachdem ich auf der Straße gestürzt war; ich verspürte Schmerzen und empfand auf einmal das Gefühl einer »Leere« im Kopf, mir wurde schwarz vor Augen, die Erde drehte sich um mich herum und danach war ich einfach »weg«. Anscheinend war ich für eine gewisse Zeit bewusstlos und habe offensichtlich mit allen Extremitäten gezuckt. Ein ähnlicher Anfall passierte mir einige Wochen später, nachdem meine Füße in die Speichen meines Fahrrads geraten waren. Ich hatte wieder dasselbe eigenartige Gefühl und war offensichtlich wiederum bewusstlos geworden. Ob es bei dieser Bewusstlosigkeit zu tonischen oder klonischen Krämpfen[4] kam oder andere motorische Erscheinungen dabei auftraten, ist nicht bekannt. Der Anfall passierte irgendwo auf der Straße und keiner meiner Verwandten oder Bekannten war zugegen.

Diese Anfälle empfand ich als höchst unangenehm, beängstigend und lebensbedrohlich, denn jedes Mal, wenn der Anfall kam, verspürte ich diese »Leere« im Kopf, ich sah die Welt gelb-blau-grau, bekam Todesangst und fühlte mich wie-in-eine-andere-Welt ver-

4 Tonisch-klonische Anfälle sind die bekannteste Epilepsie-Form. Tonische Phasen sind durch Krämpfe und Muskelspannung gekennzeichnet (ca. 10–30 Sekunden); klonische Phasen sind durch Krämpfe und Muskelzittern gekennzeichnet (ca. 30 Sekunden bis zu 3 Minuten).

setzt, als ob ich sterben würde. Dieses unangenehme Gefühl (in der Fachsprache »Aura« genannt) blieb mir jahrelang im Gedächtnis haften. Ich hatte immer wieder Angst, wenn ich glaubte, der Zustand der »Aura« würde nahen, worauf der Anfall dann auch tatsächlich erfolgte.

Nachdem in der Folgezeit mehrere dieser Krampfanfälle auftraten und meine Eltern diese bedrohlichen Zustände auch miterlebt hatten, entschied mein Vater, mich zu einem Facharzt nach Damaskus zu schicken, da es in Der-Ezzor keine Spezialisten dafür gab.

Ich bin damals einem berühmten Neurologen und Dozenten der Universität Damaskus, Professor Feisel Al Sabbagh, vorgestellt worden. Dieser machte in seiner Praxis ein EEG und diagnostizierte eine Epilepsie. Er verschrieb mir ein Mittel namens »Epanutin«, das ich regelmäßig einnehmen sollte, dann werde alles besser. Später, als Arzt, stellte ich fest, dass es sich bei diesem Medikament um ein Kombinationspräparat gehandelt hatte, von dem eine Tablette jeweils 100 mg Phenytoin[5] und 100 mg Phenobarbital[6] enthielt.

Diese Tabletten nahm ich zwei oder drei Jahre lang zwei Mal täglich ein. Während dieser ganzen Zeit erfolgten weder klinische- noch EEG-Kontrollen oder Blutuntersuchungen. Der Arzt ordnete auch nicht an, dass ich mich bei ihm zwecks Kontrollen noch einmal vorstellen sollte. Für mich war nur wichtig, dass ich keine Krämpfe mehr erleiden musste. In der Tat erfolgten in den nächsten Jahren keine Krampfanfälle mehr, seitdem ich dieses Medikament einnahm. Für mich war die Therapie erfolgreich.

---

5 Phenytoin ist ein verschreibungspflichtiges Arzneimittel, das zur Prophylaxe von Krampfanfällen, zur Behandlung neurogener Schmerzzustände und in der Epilepsiebehandlung eingesetzt wird.

6 Phenobarbital ist ein verschreibungspflichtiges Betäubungsmittel, das in der Epilepsiebehandlung eingesetzt werden kann.

Allerdings entwickelten sich in den folgenden Monaten und Jahren bei mir Symptome, die ich nicht einordnen konnte. Manche Symptome traten sporadisch auf, manche kombiniert und zum Teil diffus. Ich verspürte über Monate hinweg eine lang anhaltende Müdigkeit, zeitweise Benommenheit und Schläfrigkeit. Ab und an traten rezidivierende Kopf- und Bauchschmerzen auf, Unwohlsein und Zittern, insbesondere im Kopfbereich. Ich bemerkte, dass meine geistige und intellektuelle Fähigkeit eingeschränkt war und sich bei mir ungewöhnliche Konzentrationsstörungen, eine Verlangsamung meiner Reaktionen und meines Urteilsvermögens zeigten. Innere Unruhe und Gedächtnisstörungen traten auf und zeitweise fühlte ich eine Art von »Lethargie«. Ich versuchte daher, meine Schwächen durch mehr Lernen wettzumachen.

Als damals 14jähriger kam ich nicht auf die Idee, dass diese Erscheinungen Folge des Medikaments sein könnten, das ich ja seit längerer Zeit regelmäßig nahm. Ich dachte auch nie daran, dass ein Zusammenhang zwischen dem Medikament und den Symptomen meiner Erkrankung bestehen könnte oder dass die Epilepsie selbst irgendwelche negativen Auswirkungen auf mein Leben und meine schulischen Leistungen haben könnte. Dies habe ich erst später als spezialisierter Epileptologe verstanden.

Trotz meiner weiterhin sehr guten Leistungen in der Schule stellte ich aber fest, dass ich mich jetzt anstrengen musste, um den Schulstoff zu lernen. Das war neu für mich. Insbesondere in Mathematik, wo ich immer ohne Mühe und Vorbereitung die beste Note erzielt hatte, musste ich den Stoff häufiger als früher wiederholen, bis ich alle Aufgaben verstanden hatte.

Nach außen hin blieb ich weiterhin der unangefochten beste Schüler der Klasse. Doch in meinem Inneren verspürte ich Schwäche und einen Leistungsknick, war unruhig und unsicher und hatte oft Angstzustände, nicht die besten Noten erzielen zu können. Daher fing ich an, sehr viel zu lernen und zu wiederholen, um meine innere

Schwäche zu kompensieren. Früher hatte ich nur einen Bruchteil der Zeit zum Lernen gebraucht und hatte mich meist auf meine mentale Stärke und Spontanität verlassen können.

Also begann ich, mich zu Hause hinzusetzen und manchmal stundenlang intensiv zu lernen. Das merkte sogar mein Vater, der mich einmal in ungewöhnlicher Weise aufforderte, an die frische Luft zu gehen und nicht die ganze Zeit zu Hause zu lernen. Mein Vater hätte so etwas nie zu meinen Brüdern gesagt; eher forderte er sie auf, so viel wie möglich zu lernen, weil seiner Meinung nach viel Lernen der beste Weg zum Erfolg war.

Beim staatlichen Examen der 9. Klasse wurde mir erstmals bewusst, dass mein Denkvermögen offensichtlich Schaden genommen hatte und verlangsamt war. Während des Mathematikexamens erledigte ich wie gewohnt sämtliche Fragen in sehr kurzer Zeit, bis auf die letzte, im Grunde sehr einfache Rechenaufgabe, die ich bis heute nicht vergessen habe: Die Frage war so formuliert, dass man zwei Zahlen finden musste, welche beim Multiplizieren die Summe 100 und beim Addieren die Summe 25 ergeben. Ich verbrachte den größten Teil der Prüfungszeit mit dieser einfachen Frage, ohne die richtige Antwort zu finden, obwohl es kinderleicht ist: Die gesuchten Zahlen sind 5 und 20. (5+20=25 und 5x20=100). Eine Stunde lang kamen in meinen Gedanken nur zwei Zahlenkombinationen vor, die 10x10 oder 25x4, jedoch beide Varianten ergaben nicht das richtige Resultat. Ich merkte nicht, dass ich unter dem Einfluss von Phenytoin und Phenobarbital ein dermaßen eingeschränktes Denkvermögen hatte, dass ich diese leichte Aufgabe nicht bewältigen konnte. Dies führte dazu, dass meine Note zwar immer noch die beste von allen war, aber nicht so gut, wie ich es für mich selbst angestrebt hatte.

In den nächsten drei Jahren des Gymnasiums begleitete mich dieses Unsicherheitsgefühl. In der 10. Klasse litt ich wiederholt an Bauchschmerzen und Übelkeit. Die Bauchschmerzen hielten hartnäckig an und mit der Zeit wurden sie so unerträglich, dass mein Vater mich wieder nach Damaskus schickte, dieses Mal zu dem damals renommiertesten Gastroenterologen in Syrien, Munzer Al-Dakkak, der ebenfalls Professor an der Universität Damaskus war. Leider erwähnte ich ihm gegenüber nicht, dass ich bereits Medikamente einnahm, vermutlich, weil er nicht danach gefragt hatte und ich damals die Bedeutung der Medikamente und ihre Wechselwirkungen nicht einschätzen konnte. Ich konnte ja nicht wissen, dass auch Medikamente Bauchschmerzen verursachen!

Dieser Arzt stellte für mich schließlich einen Medikamenten-Cocktail und diätetische Maßnahmen zusammen, die ich einhalten sollte. Außerdem sollte ich täglich einen Esslöffel Olivenöl trinken, wovor ich mich sehr ekelte.

Als der erste Behandlungszyklus nach vier Wochen beendet war, stellte sich keine Besserung meiner Symptome ein. Da schrieb ich dem Arzt einen Brief und beklagte mich bei ihm über die weiterbestehenden Beschwerden und Schmerzen. Er gab mir ein neues Rezept mit anderen Medikamenten, die wiederum keine Besserung brachten. In dieser Zeit nahm ich zusätzlich zu den von ihm verordneten Medikamenten weiterhin mein Antiepileptikum »Epanutin«. Irgendwann konnte ich die vielen Medikamente, die ich ohne irgendwelche Besserung meiner Symptome einnahm, nicht mehr vertragen. Ich hatte das Gefühl, dass es mir immer schlechter ging, so dass ich für mich beschloss, sämtliche Magenmedikamente und auch das Krampfmittel eigenständig abzusetzen.

Ob das Antiepiletikum der Grund für meine Beschwerden war oder die Magenmedikamente, weiß ich bis heute nicht. Aber nachdem ich beides abgesetzt hatte, besserte sich mein Zustand und meine Bauchschmerzen verschwanden nach ein paar Wochen fast vollständig. Während der Vorbereitung für das Abitur bemerkte ich trotzdem weiterhin Schwächen in meiner Kraft, in meinem Lernen und in meinem Erinnerungsvermögen. Ich fühlte mich allgemein unsicher. Ich hatte zunehmend Probleme in Mathematik, aber auch in Chemie und Physik, der arabischen Sprache und Literatur. Mir fiel beim Lernen auf, dass ich manche Fragen nicht spontan lösen konnte, was bei mir noch nie vorgekommen war; vorher war ich so selbstsicher gewesen, dass ich normalerweise keine großartige Vorbereitung für irgendein Examen benötigt hatte. In diesem diffusen Zustand mit Konzentrationsstörungen, Bauchschmerzen, Unwohlsein und Unsicherheit habe ich mein staatliches Abschlussexamen (Abitur) abgelegt. Einige der Schüler, die sonst häufig meine Hilfe gebraucht hatten, erreichten am Ende bessere Noten als ich. Meine Prüfungsergebnisse entsprachen deswegen nicht meiner Erwartung, aber sie reichten dennoch aus für die sehr hohen Anforderungen eines Medizinstudiums in Syrien. Diese Voraussetzungen sind in etwa vergleichbar mit denen in Deutschland (Numerus clausus).

Mit meinem heutigen Wissen vermute ich, dass der Zustand der Schwäche und die Verschlechterung meiner allgemeinen und insbesondere meiner schulischen Leistungen wohl mit dem Medikament gegen die Epilepsie zu tun hatten. Denn wenn ich heute als erfahrener Mediziner die Wirkungen und Nebenwirkungen dieses Medikaments analysiere, das ich jahrelang ohne ärztliche Kontrolle einnahm, stelle ich fest, dass sämtliche Symptome, die bei mir damals zu beobachten waren, offensichtlich eine Folge des Medikaments waren. Das Mittel verursacht bekanntlich Wesensveränderungen, eine Verlangsamung des Denkvermögens und der Reaktionszeit, Müdigkeit, Bauchschmerzen und Ähnliches. Dazu kommen Störungen im Bereich des Kleinhirns mit Bewegungsstörungen, welche ich damals in geringem Maße beobachten konnte, so z. B. leichte Gleichgewichtsstörungen und Zittern im Bereich der oberen Extremitäten und am Kopf. Diese Nebenwirkungen der einzelnen Wirkstoffe Phenobarbital und Phenytoin werden verstärkt, wenn sie kombiniert gegeben werden, was bei mir über längere Zeit der Fall war.

Möglicherweise waren die Epilepsieanfälle in meinem jungen Alter sowie die Epilepsie meiner jüngeren Schwester und ihr tragischer früher Tod (in Folge eines epileptischen Anfalls nach der Geburt ihres zweiten Kindes) ein Grund dafür, dass ich mich später auf dem Gebiet der Epileptologie spezialisierte und Epileptologe geworden bin.

Im Frühjahr 1968 hatte ich also meine Schulzeit erfolgreich abgeschlossen und mein Traum, Medizin studieren zu können, schien erfüllbar. Meine Wunschvorstellung war ein Medizinstudium an der renommierten Universität Sorbonne in Paris. Für meine Eltern war dies jedoch zu teuer, besonders mein ältester Bruder Hawija, der bei Entscheidungen über finanzielle Angelegenheiten zusammen mit meinem Vater entschied, stellte sich gegen ein Studium im Ausland und wollte, dass ich mein Medizinstudium in Syrien aufnahm. Dies war mit meinem Notendurchschnitt möglich und natürlich viel billiger und einfacher, als im Ausland zu studieren. Ich hatte daher keine andere Wahl, musste mich meinem Schicksal ergeben und mich in Richtung Aleppo orientieren, um dort Medizin zu studieren, und so blieb Paris nur ein Traum.

## II. Studium in Aleppo und Militärdienst (1968–1975)

1968 begann für mich ein neuer Lebensabschnitt, als ich an der Universität in Aleppo angenommen wurde. Dort gab es eine junge, Ende der 50er Jahre gegründete medizinische Fakultät; sie war mit Hilfe der UNESCO aufgebaut worden, die auch deren Dozenten- und Professorenstellen finanzierte. Erstmalig in Syrien wurde dort Medizin in all ihren Fachgebieten in englischer Sprache gelehrt. Als Student musste man also die englische Sprache gut beherrschen, was für mich allerdings sehr kompliziert war, da ich bis dato ja keinerlei Englischkenntnisse hatte; ich hatte in den letzten sechs Schuljahren lediglich Französisch als Fremdsprache gelernt. Zum Glück richtete die Universität für diejenigen Medizinstudenten, die keine oder wenige Englischkenntnisse hatten, einen dreimonatigen Intensivkurs ein. Danach sollte man in der Lage sein, mit dem Studium in englischer Sprache zu beginnen, was sich natürlich als illusorisch herausstellte.

Ich lernte Englisch mit einer Gruppe von Studenten, die aus unterschiedlichen Städten Syriens kamen, überwiegend Christen waren und ebenfalls Französisch in der Schule gehabt hatten. Wir mussten nun in kürzester Zeit so viel Englisch aufholen, dass wir in den Vorlesungen mit den anderen Studenten mithalten konnten. Das war schwierig. Ich versuchte außerdem, so oft wie möglich neben den englischen auch die lateinische Fachbegriffe zu lernen, die für das Medizinstudium nützlich sein konnten. Am Ende der drei Monate verfügte ich tatsächlich über einen guten Wortschatz von einzelnen englischen Wörtern und vielen lateinischen Begriffen. Leider hatte ich mich nur wenig mit Grammatik beschäftigt, weil ich glaubte, das könnte ich später noch erlernen. Meine geringen Grammatikkenntnisse im Englischen stören mich noch heute.

## Leben in Aleppo

Aleppo ist eine große und interessante, pulsierende Stadt. Mit anderen Freunden suchte ich dort nach einem Zimmer, das in der Nähe der Universität liegen sollte, um zu Fuß zu den Vorlesungen zu gelangen.

Meine Eltern schickten mir monatlich 150 syrische Lira, das waren etwa 100 Euro. Für das Zimmer in Aleppo hatte ich 50 Lira veranschlagt und von dem restlichen Geld konnte ich meinen Lebensunterhalt organisieren. Da ich von Natur aus sparsam bin, kam ich ohne weiteres mit dieser Summe aus. Heute noch bewahre ich das Heft auf, in dem ich buchgeführt habe über meine gesamten Ausgaben in der Studentenzeit. Damals hatte ich mir vorgenommen, meinem Vater das Geld zurückzugeben, das er mir zur Verfügung gestellt hatte. Dazu ist es leider nicht mehr gekommen.

Nach kurzer Zeit hatte ich ein Zimmer bei einer muslimischen konservativen Familie gefunden, die offensichtlich Geld benötigte, um ihren Lebensunterhalt aufzubessern. Deren Wohnung war von der Universität zu Fuß in etwa zwanzig Minuten zu erreichen. Die Wohnung verfügte über mehrere Räume und der Weg zu meinem Zimmer führte durch die Küche und einen Korridor; jedes Mal, wenn ich in mein Zimmer gehen wollte, machte ich durch Husten oder ähnliche Geräusche auf mich aufmerksam, damit die Frau und ihre Töchter die Küche verlassen oder schnell ihre Kopftücher umbinden konnten. Alle Familienmitglieder waren nett und höflich zu mir. Der Vater, Abu G., arbeitete als Angestellter in einer Firma. Zu ihm entwickelte ich eine herzliche Beziehung und auch er schätzte mich sehr, weil ich zuvorkommend und anständig war, mich an die Hausregeln hielt und – natürlich – weil ich Medizin studierte und zukünftig Arzt sein würde. Der Arzt-Beruf ist in Syrien hoch angesehen. Abu G. unterhielt sich immer wieder nett mit mir und bot mir indirekt seine 15jährige Tochter als zukünftige Verlobte an. Er erzählte mir des Öfteren, wie gut dieses junge Mädchen erzogen werde, um später eine gute Hausfrau zu werden. Nach seiner Einschätzung brauchte ein erfolgreicher Arzt eine gut erzogene, freundliche und solide Frau wie seine Tochter. Ich hörte ihm zu und tat, als ob ich nicht alles verstände, was er meinte, denn ich wollte ihn nicht verletzen und ihm auch nicht direkt sagen, dass ich keineswegs an eine Verlobung oder Heirat in absehbarer Zeit dachte. Zu meiner Gastfamilie wollte ich zwar eine gute Beziehung pflegen, wollte aber keine Illusionen oder falsche Hoffnungen wecken.

Abu G. hörte nicht auf, seine Tochter anzupreisen – und in der Tat war sie auch nett und hübsch. Aber meine Gedanken waren ohnehin woanders; das Wichtigste für mich war, das Medizinstudium so schnell und erfolgreich wie möglich zu Ende zu bringen.

## Erstes Studienjahr

Im ersten Studienjahr war mein Tagesablauf durch Routine gekennzeichnet. Am frühen Morgen stand ich auf und ging zu Fuß zur Universität. In der Mittagszeit lief ich nach Hause zurück und machte mir meistens schnell etwas zu essen. Dazu briet ich mir in der Küche der Familie ein paar Eier. Das war fast jeden Tag mein Standardessen, denn ich liebte Eier und konnte diese ohne Schwierigkeiten beliebig oft essen. Häufig gab ich Tomaten zu den Eiern, die ich dann mit Zwiebeln zusammen briet – dies ist eine bekannte Spezialität in Syrien, die einen lustig klingenden, aus dem Türkischen kommenden Namen hat: »Chuz Muz«.

Weil ich so oft Eier aß, fragte mich eines Tages Abu G. mit einem ironischen Unterton, ob ich nicht Angst hätte, eine Allergie gegen Eier zu entwickeln. Darüber musste ich sehr lachen, denn er hatte nicht verstanden, dass ich Eier aß, weil sie preiswert und sehr schnell zuzubereiten waren.

Das Studentenleben an der Universität war eher trist und öde, denn es gab kein soziales Leben im Sinne eines Universitäts- bzw. Studentenlebens, wie man es in Europa kennt.

In der Studentenschaft entstanden recht schnell Cliquen und Gruppen. Die größte Clique bildeten die Studenten aus Aleppo, sie waren die dominierende Mehrheit und viele von ihnen kannten sich schon länger. Für einen Studenten von außerhalb war es nicht möglich dazuzugehören. Und so formten die Studenten, die sich aus anderen Städten kannten, ihre eigenen Gruppen. Mit der Zeit entstand eine gewisse Sympathie und Freundschaft zwischen allen Studenten, die nicht aus Aleppo kamen.

In meinem Studiengang waren nur wenige Frauen, vielleicht zehn oder elf, zu denen aber kaum Kontakt entstand. Einige dieser Studentinnen waren konservativ geprägt und trugen Kopftücher; sie verhielten sich schüchtern und zurückhaltend, fast schon verschlossen. Ein Kontakt mit ihnen war nahezu unmöglich. Vier oder fünf von ihnen waren eher offen und kommunikativ und trugen keine Kopftücher. Von diesen war eine besonders hübsch und attraktiv, so dass alle Studenten, auch die Dozenten, sich um sie bemühten. Sie aber interessierte sich nur für einen reichen Studenten aus unserer Klasse, der einzige, der damals ein eigenes Auto, einen VW Käfer, fuhr. Zwei andere Mädchen waren eineiige Zwillinge, die sich nicht nur im Aussehen, sondern auch in ihrem Verhalten sehr ähnlich waren. Sie trugen identische Kleidung, so dass viele Studenten sie nicht auseinanderhalten konnten. Beide wurden später Kinderärztinnen und eröffneten gemeinsam eine Praxis in Damaskus. Erst später, als ich Vertreter der Studentenunion und Studentensprecher war und mir von den Professoren das Verteilen der Lektüre zu den Vorlesungen übertragen worden war, hatte ich auch zu den Studentinnen Kontakt; damals kamen sie zu mir, weil sie einige Unterlagen brauchten. Eine persönliche oder freundschaftliche Beziehung zu ihnen entstand aber bis zum Ende meiner Studienzeit nicht.

Im ersten Studienjahr konzentrierte ich mich natürlich auf mein Studium und auf das Lernen. Vor allem die Texte in englischer Sprache bereiteten mir weiterhin große Schwierigkeiten. Zwar hatte ich durch den dreimonatigen Intensivkurs Basiskenntnisse, aber ansonsten war mein Wortschatz nach wie vor gering. Daher musste ich manchmal beim Lesen nur einer einzigen Seite eines englischen Textes bis zu 75 Mal in einem englisch-arabischen Lexikon nachschlagen. Das Fatale dabei war, dass viele Wörter im Lexikon nicht zu finden waren, da sie manchmal in einem Adjektiv oder in einer modifizierten Form vorkamen, bei der ich überhaupt nicht wusste, was sie bedeuteten. Ich versuchte daher, wenigstens irgendeine annähernde Bedeutung zu finden, damit ich einigermaßen verstand, worum es in dem Text ging. Für eine Seite brauchte ich manchmal mehr als eine Stunde. Anschließend war ich oft sehr erschöpft und verzweifelt.

Besonders schwierig war es auch, die Dozenten in ihren in Englisch vorgetragenen Vorlesungen zu verstehen. Da sie aus den unterschiedlichsten Ländern kamen, sprachen sie Englisch oft mit einem Akzent. Manchmal habe ich nicht einmal verstanden, über welche Themen sie sprachen. Um dieses Problem zu überwinden, versuchte ich, mich im Voraus zu informieren und entsprechende Texte zu lesen. Wegen der Fülle der Vorlesungen und Unterlagen, die wir täglich aufarbeiten mussten, war das jedoch nicht einfach. Am meisten aber irritierte mich, dass viele der Studenten aus Aleppo in den Vorlesungen immer mit dem Kopf nickten, um den Professoren zu signalisieren, dass sie alles verstanden hätten, während ich höchstens Bruchteile des Themas verstanden hatte. Diese Situation machte mir in den ersten Monaten des Studiums zu schaffen, bis ich später erkannte, dass die anderen Studenten nur so taten, als hätten sie alles verstanden, denn bei den Prüfungen erzielten sie schlechtere Noten als ich.

Das Erlernen der englischen Sprache erschien mir anfänglich fast unerreichbar. Aber ich wollte nicht resignieren und sagte zu mir, wenn andere Studenten dies schafften, könnte ich es auch schaffen.

Daraufhin habe ich meine gesamten Kräfte gesammelt und angefangen, alle neuen Worte, die ich in einem Text fand, in eine Extraliste einzutragen. Diese Liste nahm ich mit, wenn ich unterwegs oder im Bus oder beim Essen war; immer versuchte ich, diese Worte und neuen Vokabeln auswendig zu lernen. Mein Ziel war es, so viele neue Begriffe wie möglich zu lernen. Es gab für mich keine andere Beschäftigung mehr außer dem Lernen. Nach einigen Monaten bemerkte ich, dass meine Bemühungen doch Erfolge zeigten, denn ich stellte fest, dass ich den Vorlesungen einigermaßen gut folgen konnte.

Ein paar Monate nach Beginn des Studiums führte unser Physiologie-Professor Petit Pière, ein älterer Professor aus der Schweiz, ein Zwischenexamen durch. Zu meiner eigenen und zur Überraschung der anderen Studenten erzielte ich bei diesem Examen mit 82 Prozent ein ausgezeichnetes Resultat. Nur wenige Studenten hatten besser abgeschnitten. Seit diesem Examen bekam mein Selbstbewusstsein einen deutlichen Auftrieb. Es bestätigte mir, dass ich die Vorlesungen doch verstand und meine Englischkenntnisse besser geworden waren.

Und nun änderten auch die anderen Studenten ihre Einstellung zu mir. Bis dahin war ich für viele nur jemand gewesen, der aus der Provinz, der Stadt Der-Ezzor, kam. Viele Studenten hatten anfangs geglaubt, ich sei mit einer sogenannten Ausnahmeregelung durch den Staat oder die regierende Partei zum Medizinstudium gekommen; die Parteien und ihre Organisationen konnten damals Studenten, die nicht die erforderlichen guten Noten erzielt hatten, mit einer Ausnahmegenehmigung zum Medizinstudium schicken.

Nach diesem Examen wurde ich von meinen Kommilitonen als gleichberechtigt akzeptiert und respektiert. Langsam begann sich eine kollegiale Beziehung zu einigen von ihnen zu entwickeln. In den folgenden Jahren wurde ich durch mein Engagement in der Studentenunion bekannt. Ich war verantwortlich für die Vorbereitung der Vorlesungen und Vorträge der Dozenten und Professoren, die mir ihre Konzepte und Texte gaben, damit ich sie in der Bücherei ausdruckte und sie dann an die Studenten verteilte. Jetzt brauchten mich meine Kommilitonen und wollten ihre Leseexemplare von mir haben. Somit wurde ich ein sehr gefragter und wichtiger Student und hatte endlich das Gefühl, innerhalb der Studentenschaft akzeptiert zu sein.

## Studentenleben in Aleppo

Die Jahre an der Universität in Aleppo waren geprägt durch mein Ziel zu studieren und zu lernen. Ich wollte so schnell wie möglich mit dem Studium fertig werden, um danach im Ausland eine fachliche Spezialisierung beginnen zu können.

Das gesamte erste Studienjahr verlief im gleichen Rhythmus: lernen, essen, schlafen und am nächsten Tag wieder zur Universität gehen und essen und schlafen. Außer dem Spazierengehen gab es für mich keinen Sportverein, keinen Kino- oder Kneipenbesuche oder andere Beschäftigungen. Zu dieser Zeit war mein Studium mein Leben. Nach den Vorlesungen ging ich zu Fuß nach Hause, kochte oder briet mir meine obligatorischen Eier und begann mit dem Lernen. Dann ging ich meist am frühen Abend in die Stadt, um dort ein Sandwich zu essen oder es mit nach Hause zu nehmen. Unterwegs las ich oft die Notizen, die Listen oder die Literatur, die ich mit mir trug, um sie auswendig zu lernen.

Im zweiten Studienjahr zog ich in eine Wohnung in einem anderen Stadtteil, dem christlichen Teil im Zentrum der Stadt Aleppo. Von dort kam ich einfach und schnell in die Stadt, um Einkäufe zu erledigen, spazieren- oder essen zu gehen oder um Freunde zu treffen. Zur Universität musste ich allerdings mit dem Bus fahren. Das dauerte cirka 30 Minuten und kostete nur etwa 5 Cent, denn die Busfahrten wurden vom Staat für die Studenten subventioniert – übrigens mussten wir auch keine Studiengebühren bezahlen.

Meine wenige Freizeit verbrachte ich meistens mit einigen Freunden, die bei mir als Dauergäste wohnten. Einer von ihnen war Hussein, ein Offiziers-Kadett. Er war bei den Frauen sehr beliebt, nutzte immer meine Abwesenheit, wenn ich an der Universität war, um sich mit seinen vielen Freundinnen zu treffen. Ein anderer Freund war Mohammed al Ani, ein sensibler, hochbegabter Künstler und Bildhauer, der später einer der besten Schriftschreiber bzw. Kalligraphen der arabischen Sprache wurde. Einmal hinterließ er mir einen Zettel mit einem schönen Spruch, den ich noch heute erinnere: »Wenn der Winter kommt, denk daran, dass der Frühling vor der Tür steht.« Dieser Spruch gibt einem Mut, wenn man mitten in den Problemen des Lebens steckt.

Mir machte es immer viel Spaß und Freude, wenn meine Freunde zu mir kamen und wir gemeinsam etwas unternahmen, um die Eintönigkeit des Studentenlebens an der Universität zu vergessen.

Das Haus, in dem ich wohnte, gehörte einer älteren, etwa 80jährigen Dame namens Om Michelle. Diese mochte mich sehr und hatte Vertrauen zu mir, auch weil sie glaubte, ich sei Christ wie sie[7]. Deshalb bat sie mich, Studenten für die weiteren freien Zimmer im Haus zu finden. Om Michelle behandelte mich sehr freundlich und betrachtete mich sozusagen als ihren »Hausmeister«. Den Schlüssel für das Badezimmer hatte sie mir anvertraut, damit ich dafür sorgte, dass die Studenten nur einmal in der Woche badeten, um Heizung und Wasser zu sparen. Tatsächlich haben wir alle mehrmals in der Woche gebadet und anschließend das Badezimmer – natürlich – gründlichst gesäubert, so dass sie nichts merkte. Die Vermieterin Om Michelle kam nämlich selbst einmal in der Woche ins Haus, um zu baden, deswegen sollte sie nicht merken, dass jemand zuvor gebadet hatte. Dieses Spiel klappte so lange, bis eines Tages einer der Studenten seinen Bademantel im Badezimmer vergessen hatte. Als

7 Muslimische Männer hießen damals meistens Mohammed, Ahmed oder Ali.

Om Michelle das Bad betrat und den Bademantel fand, war sie sehr aufgeregt und vermutete, dass eine fremde Person im Badezimmer gewesen war. Aber ich konnte sie beruhigen und sie glaubte, was ich ihr erzählte, dass nämlich dieser Bademantel bereits seit einer Woche dort hinge, als sie selbst das letzte Mal dort gebadet hatte – was natürlich nicht stimmte.

Wenn Om Michelle einmal in der Woche erschien, wollte sie von mir einen Bericht über die Lage im Haus erhalten, insbesondere, ob die Studenten sich an die Hausordnung hielten. Ich versicherte ihr, dass alles bestens sei, was natürlich nicht immer stimmte, da die anderen Bewohner alles andere als brav und ordentlich waren.

In diesem Haus wohnten Studenten verschiedener Studienrichtungen. Zwei von ihnen studierten Landwirtschaft und hatten offensichtlich genügend Freizeit, um immer wieder nächtliche Kartenspiele und Wetten zu organisieren. Manchmal spielten sie bis in die frühen Morgenstunden. Einer von ihnen konnte auch wunderbar die »Oud«, eine arabische Gitarre, spielen.

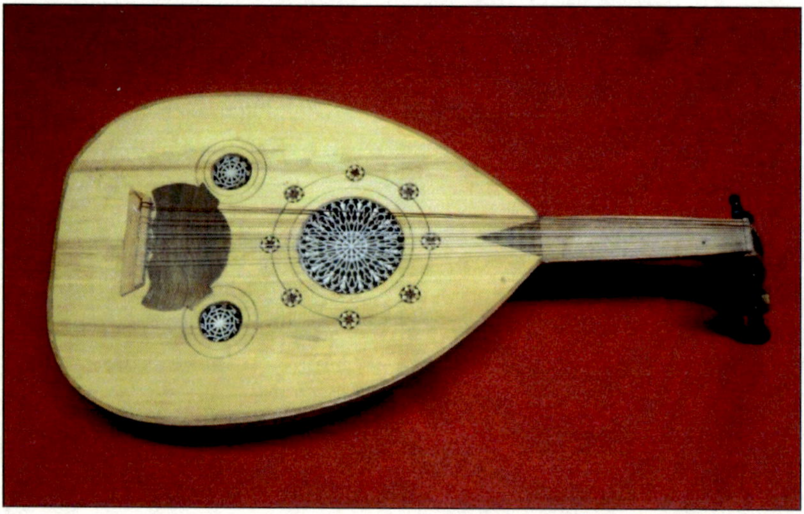

*Abb. 6: Meine arabische Gitarre »Oud« aus dem Jahr 1973*

Das beeindruckte mich so sehr, dass ich ebenfalls versuchte, das Gitarrenspielen zu lernen, aber diese Idee habe ich nach kurzer Zeit aufgegeben, weil ich merkte, dass dadurch zu viel von meiner kostbaren Lernzeit verloren ging. Das Instrument habe ich aufbewahrt und später mit nach Deutschland genommen, ich besitze es noch heute.

Auch in diesem zweiten Studienjahr führte ich meine alten Lernrituale fort: Unmittelbar nach den Vorlesungen begann ich zu lernen, machte anschließend einen kurzen Spaziergang und ging abends meist zwischen 22.00 und 23.00 Uhr ins Bett, Zu dieser Zeit hatten meine Nachbarn gerade mit den Karten- und Wettspielen begonnen.

Zur Mittagszeit kochte ich allerdings nicht mehr selbst, sondern aß in einem von einem Perser geführten Studenten-Restaurant, das entsprechend »Al Ajami« (der Perser) hieß. Dort gab es preiswerte Mahlzeiten mit verschiedenen Gemüsearten, mit Fleisch und dazu jeweils einen halben Teller Reis. Das kostete etwa eine syrische Lira (0,50 € / 1 DM), Brot und Wasser gab es kostenlos dazu.

Als ich im Rahmen eines Kongresses nach vielen Jahren wieder an meiner alten Universität in Aleppo war, wollte ich in dem besagten Restaurant essen. Erstaunlicherweise waren die Spezialitäten des Restaurants immer noch dieselben, die Preise jedoch waren inzwischen um den Faktor 100 gestiegen. Als ich zum Gemüseteller mit Fleisch einen »halben Teller« Reis orderte, schaute mich der Kellner verzweifelt an und sagte mir mit einem freundlichen Lächeln, dass es »halbe Teller« schon seit vielen Jahren nicht mehr gäbe. »Wann waren Sie denn das letzte Mal hier, mein Herr?« Ich antwortete ihm, dass das vor etwa zwanzig Jahren gewesen war, da lachte er freundlich. Als ich nach dem Essen zahlen wollte, erkannte ich in dem älteren Herrn, der an der Kasse saß, den alten Besitzer wieder. Meine Rechnung betrug cirka 100 syrische Lira, ich gab ihm einen 200 Lira Schein. Nun blickte er mich überrascht an, weil er nicht glauben konnte, dass man ihm 100 Lira Trinkgeld gab. Als er mich aber tatsächlich wiedererkannte, sprang er auf von seinem Stuhl und umarmte mich herzlich wie seinen Sohn.

Kurz vor Ende des Studienjahres, d. h. ein paar Wochen vor Beginn der Examen, änderten sich die Gewohnheiten meiner Nachbarn: Sie hörten plötzlich auf, Wetten zu organisieren, Karten und Musik zu spielen und begannen, intensiv zu lernen, und zwar die ganze Nacht hindurch. Meistens kochten sie viel Kaffee und Tee um durchhalten zu können, manche von ihnen nahmen sogar Aufputschmittel ein, z. B. Amphetamine (Captagon-Tabletten), aber auch diese Maßnahmen führten meist nicht zum gewünschten Erfolg. Viele von ihnen mussten ihre Prüfungen in mehreren Fächern wiederholen.

Das Medizinstudium an unserer Universität war ganzjährig, also nicht in zwei Semester geteilt, wie es in Deutschland üblich ist. Die Studenten mussten die Prüfungen in allen Fächern bestehen, es gab allerdings zwei Prüfungszeiträume und die Regelung, dass zwei nichtbestandene Prüfungen im folgenden Studienjahr wiederholt werden konnten. Diese zwei Fächer musste man dann jedoch zusätzlich zu den anderen vorgeschriebenen absolvieren, um die Prüfung wiederholen zu dürfen. Am Ende des Jahres konnte man wiederum nur zwei nichtbestandene Fächer ins nächste Jahr mitnehmen. Da in einem Studienjahr üblicherweise zwischen acht und elf Fächer vorgeschrieben waren, musste man intensiv arbeiten. Viele Studenten bereiteten sich aber von vornherein nur auf die Mindestbedingungen vor und verschoben die Nachprüfungen auf den zweiten Prüfungstermin. Die erste Prüfung war nach neun Monaten Studienzeit, die zweite Prüfung drei Monate später am Ende des Sommers.

Für mich war klar, dass ich mich in allen Fächern gut vorbereitete, denn ich wollte keine einzige Prüfung wiederholen und das Fach ins nächste Jahr mitschleppen. Also lernte ich konsequent, legte sämtliche Prüfungen ab und bestand in allen Fächern. Somit hatte ich die restlichen drei Monate des Jahres frei und konnte in dieser Zeit meine beiden Brüder in Damaskus oder meine Familie und Freunde in Der-Ezzor besuchen.

In meinem dritten Studienjahr meldete ich mich in den Sommerferien im zentralen Krankenhaus meiner Heimatstadt Der-Ezzor, um eine Famulatur (ein Praktikum) zu machen, obwohl dies in unserer Studienordnung nicht vorgeschrieben war. Die Krankenhausleitung war froh, dass ein »Arzt« freiwillig und unentgeltlich arbeiten wollte. Der Chefarzt der Inneren Abteilung, der das Fach Kardiologie an einer englischen Universität studiert hatte, war von meinem Engagement und Lernen sehr begeistert. Er war erstaunt über meine internistischen Kenntnisse, obwohl ich doch erst im dritten Ausbildungsjahr des Medizinstudiums war. Dies lag daran, dass ich mein Lehrbuch der Inneren Medizin, den »Davidson«, immer bei mir hatte und sehr viel Zeit mit dem Lesen und Lernen über einzelne Erkrankungen verbrachte, so dass ich seine Fragen schnell und spontan beantworten und auch über viele komplexe Fragen, insbesondere in der Kardiologie, mit ihm diskutieren konnte. Er war häufig überrascht, wenn ich auf eine seiner kniffligen Fragen die Antwort parat hatte. Mein Buch von damals habe ich heute noch in meinem Bücherschrank. Der Chefarzt ordnete sogar an, dass ein Dienstauto mich von meiner Wohnung ins Krankenhaus bringen und nach Dienstschluss wieder nach Hause fahren sollte. Dies war eine große Ehre für einen Medizinstudenten und gab meiner Begeisterung für den Beruf Auftrieb. Die Arbeit und das Lernen im Krankenhaus meiner Heimatstadt machten mir viel Freude. Sie bestärkten mich in meinem Wunsch, ein erfolgreicher Arzt zu werden.

In diesem dritten Studienjahr zog ich noch einmal um in eine andere Wohnung in Aleppo, unweit meiner vorherigen. Das Haus, in dem die Wohnung lag, gehörte einer älteren armenischen Dame, die mir ebenfalls ihre Wohnung anvertraute, damit ich für sie weitere Studenten als Mieter besorgte. Diese Frau glaubte auch, dass ich Christ sei, da mein Vorname Salem dies vermuten lässt.

Es war eine wunderschöne Wohnung mitten im Zentrum von Aleppo in einer Nebenstraße der berühmten Al Telel Straße. Diese Straße war die Haupteinkaufsstraße und die modernste und wichtigste Straße in der Stadt, eine Art Fußgängerzone. Die Wohnung befand sich in einem alten Hochhaus mit vier Etagen, das nach französischem Muster gebaut war. Meine Wohnung lag in der dritten Etage und hatte einen Balkon und drei Zimmer; in das Balkonzimmer zog ich ein, in die beiden anderen zwei Freunde von mir. Einer war ebenfalls Medizinstudent, der andere studierte Ingenieurwissenschaften.

In dieser Wohnung verbrachte ich die restliche Zeit meines Studiums und habe viele schöne Erinnerungen an sie. Nachdem ich mein Studium beendet hatte, gab ich sie nicht auf, denn sie hätte sich auch gut als Praxis mitten in der Stadt Aleppo geeignet – deswegen habe ich sie zunächst behalten. Auch mein Bruder und meine Neffen haben später dort während ihres Studiums gewohnt. Die Wohnung halte ich bis heute. Meine Arztdiplome hingen bis vor ein paar Jahren noch an den Wänden. Die Vermieterin glaubte weiterhin, dass ich noch selber in der Wohnung lebe und dass ich mich immer noch in Aleppo befinde. Eines Tages traf ich ihren Sohn zufällig auf der Straße. Er fragte mich, wie es mir ginge, er hätte mich seit längerer Zeit nicht gesehen. Ich antwortete lustig und freundlich, ich sei für einige Zeit verreist gewesen. Ich habe ihm natürlich nicht erzählt, dass ich seit vielen, vielen Jahren im Ausland lebte.

Die Jahre während des Studiums in Aleppo vergingen recht schnell, waren aber eintönig, denn außer dem Lernen gab es kaum Ablenkungsmöglichkeiten. In diesen Jahren verbesserten sich meine Leistungen an der Universität und vor allem beherrschte ich die englische Fachsprache viel besser. Jetzt konnte ich die Texte lesen und verstehen. Meine Prüfungen bestand ich immer mit den Noten »sehr gut«. Bei jeder Prüfung war aber für mich klar, dass ich nicht nur bestehen wollte, sondern mir war die Note wichtig, die ich erzielte – und es sollte immer eine sehr gute Note sein.

Wenn ich heute manchmal am Wochenende in Köln ins Studentenviertel gehe und sehe, wie die Studenten ihr Leben zum Teil in den Kneipen oder Diskotheken verbringen, erinnere ich mich an meine Studentenzeit und auch an meine Zimmernachbarn, die die ganze Nacht Karten oder Musik spielten, während ich lernte.

Für mich gab und gibt es im Leben Prioritäten. Erst kommt die Pflicht, dann das Vergnügen. Dieses Prinzip habe ich konsequent bereits von klein an berücksichtigt und umgesetzt. Ich konnte keinen Spaß genießen, wenn ich nicht vorher meine Pflicht und Aufgaben erfüllt hatte. Ich konnte z. B. nicht ins Kino gehen, bevor ich nicht sämtliche Hausaufgaben erledigt hatte. Ich habe dies als »rationelle Lebensführung« betrachtet.

Während meiner Studienjahre in Aleppo habe ich interessante und mir auch unvergessliche Dozenten erlebt. Von einigen sind mir Sätze und Redewendungen im Gedächtnis geblieben, zum Beispiel der Satz eines unserer Dozenten: »Es gibt in der Medizin keine Krankheiten, es gibt nur Kranke.« Das soll heißen, dass jede Erkrankung bei den einzelnen Patienten anders verlaufen und sich in unterschiedlichen Ausprägungen manifestieren kann, dass also nicht immer alle Symptome bei allen Patienten gleichermaßen vorkommen. Deswegen sollte auch jede Therapie auf den einzelnen zugeschnitten sein – ein Fakt, der heute leider vielen Medizinern noch immer nicht klar ist. Viele glauben, jede Krankheit müsse »typisch« sein, um diagnostiziert zu werden, und müsse immer mit denselben Mitteln und der gleichen Intensität behandelt werden.

Etwas Ähnliches sagte einmal unserer HNO-Dozent: »In der Medizin gibt es keine Mikrochirurgie und keine Makrochirurgie, sondern es gibt einen Mikrochirurgen oder einen Makrochirurgen.« Er wollte damit ausdrücken, dass es sehr gute, aber eben auch schlechte Ärzte gibt. Diese beiden Aussagen haben für mich weiterhin ihre Gültigkeit.

In den späteren Studienjahren erweiterte ich meine sozialen Kontakte, insbesondere im letzten Studienjahr, in dem wir als Medizinstudenten auf die Krankenhäuser der Stadt verteilt wurden. Dadurch hatten wir intensive Kontakte zu vielen Menschen und wurden als »Doktoren« angesehen. Alleine das Wort »Doktor« gab uns ein hohes Ansehen in der Bevölkerung, so dass jetzt viele Menschen unsere Nähe suchten, die vorher, als wir noch Studenten waren, nichts von uns wissen wollten. Diese Phase erschien mir allerdings recht kurz, denn das Jahr ging schnell zu Ende. Nach dem sogenannten praktischen Jahr, welches wir in den verschiedenen Krankenhäusern verbrachten, mussten wir schließlich noch die mündlichen Prüfungen ablegen.

## Praktisches Jahr (1973–1974)

Das praktische Jahr war im Gegensatz zum eher eintönigen Studium eine sehr interessante Zeit. Es war unterteilt in vier Module: je vier Monate Innere Medizin und Chirurgie (das waren die Pflichtfächer) und je zwei Monate Gynäkologie oder Kinderheilkunde, man konnte aber auch »kleine Fächer«, wie Hautkunde, Augenkunde, HNO oder noch andere wählen. Den größten Teil meines praktischen Jahres habe ich am »Kindi Hospital«, dem Universitätsklinikum in Aleppo gearbeitet, das Modul »Chirurgie« habe ich in einem Militärkrankenhaus absolviert.

Den interessantesten Teil des praktischen Jahres erlebte ich in der Abteilung Innere Medizin des Kindi Hospital, das sich etwa 20 Kilometer außerhalb von Aleppo befindet. Dort wurde ich in die selbständige Betreuung von Patienten eingebunden. Der Chefarzt der Inneren Abteilung, Abdulla Chaich Ibrahim, war Professor für Kardiologie und zugleich Dekan der Medizinischen Fakultät. Er war sehr autoritär und hart im Umgang mit seinen Studenten, die ihm zum großen Teil mit Skepsis, manche sogar mit Abneigung begegneten, weil er politisch zur regierenden Baath-Partei gehörte. Die überwiegende Mehrheit der Studenten war damals konservativ oder auch religiös orientiert und gegen die Baath-Partei und die Regierung eingestellt. Es waren die Zeiten, als die Muslim-Brüder einen Aufstand gegen den Präsidenten Hafiz Al-Assad organisierten und dieser den Aufstand blutig niederschlagen ließ.

Da ich selbst eher die Baath-Partei und die Regierung unterstützte und nicht den konservativen und religiösen Gruppierungen angehörte, ohne mich jedoch politisch zu betätigen, war ich wohl diesem Professor recht sympathisch. Er behandelte mich sehr gut und bestärkte meine Liebe für die Innere Medizin, für die ich – neben der Kardiologie – großes Engagement zeigte.

Auf der Inneren Abteilung wurden bis zu 70 Patienten mit verschiedenen internistischen Erkrankungen betreut und behandelt. Professor Ibrahim beauftragte mich manchmal, den Nachmittags- und Nachtdienst zu übernehmen, denn ab 14 Uhr gingen er und die anderen Dozenten in die Stadt in ihre eigenen Praxen. Professor Ibrahim bot mir an ihn anzurufen, wenn irgendwelche Probleme bei der Betreuung der Patienten aufträten. Allerdings hätte ich mich geschämt und zugleich auch gefürchtet, den Professor anzurufen und ihn um Rat zu bitten.

Ich trug also allein die Verantwortung für sämtliche Belange der Patienten. Deshalb hatte ich mir vorgenommen, alle meine Patienten zu untersuchen und bei einigen von ihnen zur Absicherung noch ein EKG durchzuführen. Auf diese Weise lernte ich, die EKG-Kurven selbständig auszuwerten und auch technische Fehler zu erkennen. Es war für mich eine große Herausforderung, einige Wochen für die 70 Patienten zuständig zu sein und die Behandlung selbständig zu betreuen. Ich übernachtete in der Klinik, bis am nächsten Morgen der Professor kam, um die Visite zu machen. Zu meinem Glück traten in dieser Zeit keine gravierenden Komplikationen oder Todesfälle auf.

Ein Ereignis aus dieser Zeit habe ich noch gut in Erinnerung. Nach einem anstrengenden Nachtdienst durfte ich die Arbeit erst am Mittag des folgenden Tages aufnehmen, so dass ich am frühen Morgen noch in meinem Bett schlief. Um kurz vor neun Uhr klingelte das Telefon, ein Student weckte mich und forderte mich auf, so schnell wie möglich in ein Patientenzimmer zu Professor Ibrahim zu kommen. Ich sprang aus dem Bett und eilte ängstlich dorthin, denn der Professor duldete keine Verzögerungen. Ich wusste nicht, was er von mir wollte, vielleicht hatte ich während des Nachtdienstes irgendeinen Fehler gemacht – ich hatte ziemliche Angst. Als ich ins Patientenzimmer kam, stand Professor Ibrahim mit etwa zwanzig Studenten am Bett eines Patienten. Er machte eine »Lehrvisite«. Als er mich sah, sagte er: »Das ist der Student, der vor ein paar Tagen einen Patienten mit ›diabetischem Koma‹ behandelt hat.« Ich sollte den Studenten erzählen, wie eine moderne Therapie des diabetischen Komas durchgeführt wird. So gut ich konnte berichtete ich den Studenten über die Therapie beim diabetischen Koma (heute diabetische Ketoazidose). Der Professor war begeistert und lobte mich, was meinem Selbstbewusstsein Auftrieb gab.

Die praktische Erfahrung im Kindi Hospital bestärkte mein Interesse für die Innere Medizin. Professor Ibrahim schlug vor, dass ich auch die Zeit, die eigentlich für die Pädiatrie vorgesehen war, bei ihm auf der Station verbringe. Er konnte das durchsetzen, da er zugleich der Dekan der Fakultät war. Tatsächlich habe ich während meines praktischen Jahres nur eine kurze Zeit in der Pädiatrie verbracht.

Das Thema meiner Doktorarbeit bezog sich ebenfalls auf ein internistisches, kardiologisches Problem, die »Mitralklappen Stenose«. Im Grunde hatte ich anfangs keinerlei Interesse oder Beziehung zur Kinderheilkunde. Warum ich mich später anders entschied, werde ich noch berichten.

Das chirurgische Tertial während meines praktischen Jahres war für mich weniger interessant. Insbesondere die Unfallchirurgie hat mich sogar abgeschreckt – wie die Chirurgen mit Sägen und Schrauben hantierten, als arbeiteten sie an Geräten und nicht am menschlichen Körper! Es schien mir, als wären diese Tätigkeiten rein technischer Natur und kein medizinisches Vorgehen. Diese Erfahrungen bestärkten meinen Wunsch, in der Inneren Medizin zu arbeiten, denn dort lagen meine Interesse und meine Orientierung.

Mit Ende des praktischen Jahres in Aleppo war mein Medizinstudium im August 1974 abgeschlossen.

## Abschlussprüfung (1974)

Ähnlich wie in Deutschland wurden die Noten entsprechend der Prüfungsordnung der Universität nach den erreichten Punkten bzw. Prozenten vergeben: z. B. 75/100 oder 77/100 Punkte. Auch die Position des jeweiligen Studenten in der Rangliste wurde angegeben.

Ich versuchte stets, Ergebnisse zu erzielen, die nicht unter 70 Prozent lagen. 70–80 Prozent entsprachen nämlich der Note »sehr gut«; mehr als 80 Prozent zu erzielen war kaum möglich – das wurde nur ein einziges Mal von einem Studenten eines früheren Jahrgangs erreicht.

Meine Abschlussnote für das gesamte Medizinstudium war die Note »sehr gut«, die ich mit 72 Prozent erreicht hatte – mein Rang war die Position 17 von 140 Studenten meines Jahrgangs.

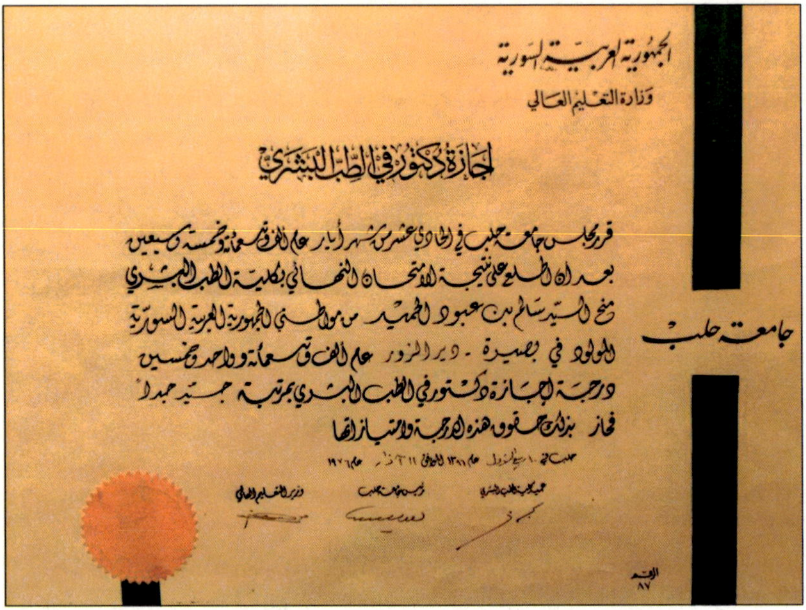


*Abb. 7: Arztdiplom der Universität Aleppo.*
*»Aufgrund der Prüfungsergebnisse der Medizinischen Fakultät wird dem Studenten der Medizin Salem El-Hamid der Titel ›Doktor der Humanmedizin‹ mit dem Prädikat ›Sehr gut‹ verliehen.«*
*Unterschrieben vom Dekan und Präsidenten der Universität Aleppo sowie vom Hochschulminister.*

Einerseits freute ich mich sehr über das »sehr gute« Ergebnis, andererseits hat es mich doch ein bisschen geärgert, dass immerhin 16 Studenten besser als ich abgeschlossen hatten.

Allerdings hat sich das später in meinem Leben ausgeglichen, weil kein anderer so schnell wie ich eine Chefarztposition im Ausland übernommen hat. Als ich noch Oberarzt in Hildesheim war, konnte einer der »besseren« Studenten, mein Freund Manar Kayyalie, durch meine Hilfe in diesem Krankenhaus als Assistenzarzt eingestellt werden. So wurde ich sozusagen sein Mentor, obwohl er an der Universität eine bessere Abschlussnote erzielt hatte.

Ursprünglich wollte ich mich wie alle Studenten – und wie in Syrien damals üblich – nach dem Studium im Ausland spezialisieren. Weil ich die englische Fachsprache inzwischen beherrschte, erwog ich zunächst Länder wie England oder auch Schweden, da die Medizin in Schweden nach unserem damaligen Kenntnisstand in englischer Sprache praktiziert wurde. Entsprechend verschickte ich meine Bewerbungen. All diese Pläne und Überlegungen wurden jedoch durch einen Erlass unseres syrischen Präsidenten Hafiz Al-Assad zunichte gemacht, der alle Hochschulabsolventen und insbesondere die Ärzte verpflichtete, erst ihren Militärdienst von etwa zweieihalb Jahren abzuleisten, bevor sie ins Ausland reisen durften. Und somit musste mein Traum von einer schnellen Reise ins Ausland zunächst begraben werden.

## Militärdienst (1974)

Als der neue Erlass zum Militärdienst verkündet wurde, erfuhr ich, dass einige Hochschulabsolventen meiner Klasse sich noch schnell ins Ausland abgesetzt hatten, bevor das Gesetz in Kraft treten konnte. Ich dachte mir, das sollte ich auch tun, bevor wegen des Erlasses Sperren an den Grenzen eingerichtet würden. Ich packte meinen Koffer und machte mich nach Damaskus auf. Dort wollte ich ein Visum nach Algerien beantragen, über das man in Richtung Europa aufbrechen konnte. So war es vielen Studenten gelungen.

Als ich in Damaskus in der Wohnung meines Bruders eintraf, traf ich auf Mussa Al Zouebi, seinen besten Freund und Zimmernachbarn, der Vorsitzender der Studentenunion in Syrien und ein bekannter, eloquenter Politiker war. Er fragte mich, was ich vorhätte, und ich berichtete ihm von meinem Plan. Er schaute mich mahnend an und sagte mit lauter Stimme, was ich vorhabe, grenze an »Landesverrat«. Ich solle mich schamen, so etwas gegen mein Land zu tun, es sei gegen die nationalen Interessen des Landes, einfach vor dem Militärdienst zu flüchten. Wenn ich meinen Militärdienst beendet hätte, könne ich ins Ausland gehen. Er verpasste mir auf seine Art eine kalte Dusche und eine bittere politische Lektion.

Ich war wie aus dem Schlaf geweckt! Seine Argumente waren für mich überzeugend und stichhaltig. Er hatte meine Seele und meinen Stolz getroffen, was mich veranlasste, meinen Koffer auszupacken und sofort zu den Militärbehörden in der Nähe unseres Hauses zu gehen, um mich mustern zu lassen, obwohl die Frist dafür schon drei Tage überschritten war. Nach dem syrischen Militärgesetz wird man verhaftet, wenn man nur einen einzigen Tag verspätet zum Militär erscheint. Allerdings wird die Verhaftung erlassen, wenn man sich freiwillig meldet. Man kommt dann mit einer milden Strafe davon. Diese dreitägige Verspätung würde später noch schwerwiegende Konsequenzen für mich haben.

Im Militärcamp stieß ich zu einer großen Gruppe von Ärzten, die sich für die dreimonatige Grundausbildung gemeldet hatten, um danach auf die einzelnen Militäreinheiten verteilt zu werden. Unsere Gruppe befand sich im Militärcamp »Ramuse«, einem Ort ungefähr 20 Kilometer entfernt von Aleppo. Während dieser Grundausbildung mussten wir um fünf Uhr am Morgen aufstehen, Sport treiben und anschließend frühstücken. Im Anschluss gab es bis zum Abend im Wechsel jeweils einige Stunden mit militärischen Übungen und Unterricht. Abends gingen wir früh zu Bett, um am nächsten Tag wieder fit für unser Programm zu sein.

Auch die Zeit der Grundausbildung verging schnell und obwohl alles im Grunde nicht besonders schwer war, war es doch körperlich anstrengend. Meine Gruppe bestand ausschließlich aus Ärzten, die gerade ihre Examina bestanden hatten. Die meisten von ihnen hatten es nicht geschafft, rechtzeitig ins Ausland zu gehen und nur wenige wollten tatsächlich freiwillig ihren Militärdienst ableisten. In den ersten sechs Wochen wurden die Rekruten strikt im Militärcamp isoliert, es war verboten, das Lager zu verlassen. Dies hinderte einige Kameraden und mich jedoch nicht daran, im Dunkeln den

Campzaun zu überwinden, um in der Stadt zu essen, zu trinken und in meiner Wohnung zu baden, denn sie lag nicht sehr weit entfernt. Unbemerkt kamen wir in der Nacht durch den Zaun zurück ins Militärlager und in unsere Betten. Glücklicherweise wurden wir nie erwischt.

In dieser kurzen Zeit erlebte ich aber auch die Härte des Militärlebens. Es gab drakonische Strafen für Leute, die sich nicht strikt an die Regeln hielten. Wir wurden trainiert zu absolutem Gehorsam und dem Ausführen von Befehlen ohne Diskussionen und sportlich übten wir bis zur Erschöpfung. Seit dieser Zeit mache ich am frühen Morgen regelmäßig einige sportliche Übungen, insbesondere die Liegestützen, von denen ich fünfzig schaffe, um mich fit zu halten.

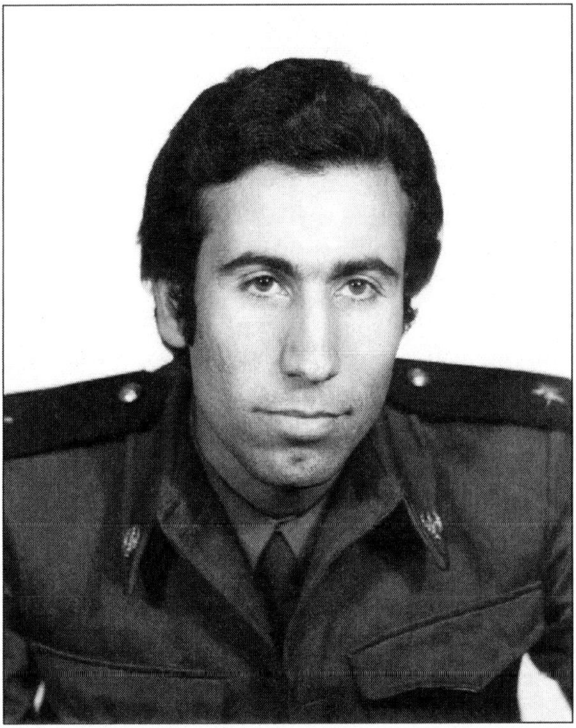

*Abb. 8: Offiziersbild im Jahr 1974*

Als die Grundausbildung in Aleppo nach drei Monaten beendet war, wurden wir auf verschiedene Militäreinheiten verteilt. Ich kam als Stabsarzt einer Division in ein Militärlager, das etwa 40 Kilometer südlich von Damaskus unweit der Golanhöhen und der israelischen Grenze (Pufferzone) gelegen war. Dort stellte ich fest, dass ich medizinisch nichts anderes zu tun hatte, als Bagatellerkrankungen wie Grippe und ähnliches zu behandeln – und mit den anderen Offizieren Karten zu spielen. Die meisten Soldaten, die sich auf der Krankenstation meldeten, klagten über »Rückenschmerzen«, was man objektiv kaum nachweisen konnte. Diese Beschwerden waren ein gängiges Symptom bei den Soldaten, um krankgeschrieben zu werden. Nach einigen Tagen begann ich, die Soldaten ohne Umschweife zu fragen, wie viele Tage sie krankgeschrieben werden wollten, um uns die weitere Lügerei und unsinnige Diskussion zu ersparen. Wir einigten uns meistens auf zwei bis drei Tage, und damit war die Sache schon erledigt. Nach Erledigung einer solchen Krankschreibung ging ich wieder zurück ins Camp, um weiter mit den anderen Offizieren Karten zu spielen. Das war für mich dermaßen langweilig, dass ich mir nicht vorstellen konnte, wie ich die weiteren zweieinhalb Jahre im Militärdienst überleben sollte. Also beschloss ich, mich selbst krankschreiben zu lassen, und ging ins Militärkrankenhaus nach Damaskus, wo einer meiner besten Freunde angestellt war. Er schrieb mich krank und dafür beteiligte ich mich bei ihm an der Behandlung der Patienten. Als allerdings irgendwann der Chef unser Kompanie einen Soldaten schickte, der feststellen sollte, wo im Krankenhaus ich lag und welche Erkrankung ich hätte, wurde ihm berichtet, dass ich als Arzt tätig war. Sofort ordnete der Offizier an, dass ich ins Lager zurückkommen müsse, anderenfalls käme ich ins Militärgefängnis.

## Befreiung vom Militärdienst

Eines Tages informierte uns ein Militärarzt beim Unterricht über die verschiedenen Gründe, jemanden vom Militärdienst zu befreien. Einer der Gründe sei eine Epilepsie. Bei diesem Stichwort kam mir augenblicklich meine eigene frühere Epilepsie-Erkrankung in den Sinn, die allerdings seit vielen Jahren nicht mehr aufgetreten war. Dennoch sah ich darin eine Möglichkeit, mich vom lästigen Militärdienst und den langweiligen Arbeiten zu befreien. Ich stellte also dem Militärarzt Ali Bilal, einem sehr bekannten Neurologen, einige diesbezügliche Fragen, um mich genau zu informieren. Er erklärte mir, man müsse ein EEG ableiten, um festzustellen, ob eine Epilepsie bestehe, und wenn dies der Fall sei, werde man aus dem Militär entlassen.

Bereits am nächsten Tag meldete ich mich beim »Ausschuss zur Befreiung vom Militär aus gesundheitlichen Gründen«. Der Chef des Ausschusses war derselbe Militärarzt und Neurologe, der auch beim Militär unterrichtete. Ich besuchte ihn vorweg in seiner Praxis und erzählte ihm, dass ich seit meiner Kindergartenzeit an Epilepsie litt und immer noch Krampfanfälle hätte, was natürlich nicht der Wahrheit entsprach. Er bat mich, am folgenden Tag zum EEG in das Militärkrankenhaus zu kommen, um weitere Untersuchungen durchzuführen. Nachdem er das EEG geprüft hatte, schaute er mich an und fragte mich direkt, ob ich vom Militärdienst befreit werden wollte. Das konnte ich nur bestätigen und antwortete natürlich sofort mit »ja«. Er sagte mir, ich könnte die Entlassungspapiere fertig machen und diese beim Ausschuss einreichen. Er würde mich dann aus gesundheitlichen Gründen aus dem Militärdienst entlassen. So konnte mir nun meine unangenehme Krankheit aus der Kindheit sogar »nützen« und ich wurde nach nur wenigen Monaten vom Militärdienst befreit.

Jetzt konnte ich mich an der Universitätsklinik in Damaskus für den Facharzt im Bereich Innere Medizin anmelden. Wegen der großen Nachfrage für die Innere Medizin wurde ich für das Fach Pädiatrie eingeteilt. Als ich die Stelle in der Kinderklinik erhielt, entschloss ich mich, ein Stipendium und eine Dozententätigkeit in der Radiologischen Abteilung der Universität abzulehnen, die ich schon vorher beantragt hatte und die mir auch zugesprochen worden war. Ich wollte zu diesem Zeitpunkt keine langfristigen und unabsehbaren Verpflichtungen an der Universität eingehen.

## Assistenzarzt in der Universitätsklinik Damaskus (1975)

Da ich keine Stelle in der Inneren Medizin bekommen hatte, war ich »zwangsweise« der Pädiatrie zugeteilt worden. Anfangs hatte ich noch einen Stellentausch mit einem Kollegen aus der Inneren Medizin angestrebt, aber es fand sich niemand, der statt meiner in die Pädiatrie wechseln wollte und so musste ich nun das Beste aus meiner Situation machen.

In der Kinderklinik in Damaskus begann ich meine Spezialisierung für die Kinderheilkunde. Die Weiterbildungsordnung für Kinderärzte war an der Universitäts-Kinderklinik in Damaskus so organisiert, dass ein »Diplom in Kinderheilkunde« nach drei Jahren erlangt werden konnte, danach konnte man eine weitere Spezialisierung anstreben, wenn man wollte.

Zu meiner Überraschung wurde ich am ersten Tag in der Kinderklinik gleich der Abteilung für Neonatologie zugeteilt. Gerade in dieses Fach hatte ich gar nicht gehen wollen, da ich während meines Studiums und des Praktischen Jahrs nie die Neugeborenen-Abteilung besucht hatte, geschweige denn jemals ein Neugeborenes gesehen hatte. Deshalb hatte ich gehofft, wenigstens mit »größeren« Kindern arbeiten zu dürfen, da es hier gewisse Ähnlichkeiten und Gemeinsamkeiten mit der Inneren Medizin gibt. Die Neonatologie war also für mich eine neue, fremde Welt, eine große Herausforderung und ich hatte ziemliche Bedenken und auch Angst.

In der Universitäts-Frauenklinik gab es mehrere tausend Geburten pro Jahr, das bedeutete, dass wir täglich sehr viele Neugeborene versorgen mussten, fast wie am Fließband. Der Kreißsaal und die Kinderzimmer waren voneinander etwa 100 Meter entfernt; wenn wir ein Kind nach der Geburt versorgen oder sogar reanimieren mussten, nahmen wir es auf den Arm und brachten es über den Flur ins Kinderzimmer, um dort die erforderlichen Maßnahmen durchzuführen und es gegebenenfalls in den Inkubator zu legen.

Für mich war es wie ein Sprung ins kalte Wasser, als ich mich in die Versorgung von Früh- und Neugeborenen einarbeiten musste. Diese Aufgabe war anfänglich sehr anstrengend und schwierig, aber langsam entwickelte sich bei mir ein Interesse und sogar eine Vorliebe für diese kleinen Lebewesen. Ich hatte bei mir die Fähigkeit entdeckt, bei sehr kleinen Kindern besonders gut die schwierigen Infusionen legen zu können und auch Blutentnahmen bei schlechten Venenverhältnissen durchführen zu können, was viele andere Kollegen nicht konnten oder wollten. Üblicherweise war es in der Kinderklinik so organisiert, dass die Blutabnahme Aufgabe der Kinderkrankenschwestern war. Einige von ihnen konnten dies tatsächlich ausgezeichnet und von ihnen habe ich Vieles abgeguckt und gelernt.

Diese Fähigkeit, bei den Kleinsten schwierige Infusionen zu legen und Eingriffe erfolgreich durchzuführen, hat bei mir offensichtlich die Liebe für das Fachgebiet Kinderheilkunde und insbesondere die Neonatologie geweckt. Und so war ich als »Seiteneinsteiger« in der Pädiatrie doch am richtigen Ort gelandet. Ich begann, mein Interesse für die Arbeit zu vertiefen. Jeden Abend schaute ich auf der Station vorbei und fragte die Schwestern nach den »schwierigen« Infusionen; die führte ich noch durch, bevor ich ins Bett ging. Dadurch gewann ich große Popularität bei den Schwestern, denn andere Kollegen überließen ihnen gerne diese »lästige« Aufgabe.

In der Kinderklinik waren insgesamt dreißig Assistenzärzte tätig, die entsprechend ihrem Ausbildungsjahr in drei Gruppen eingeteilt waren. Im ersten und zweiten Ausbildungsjahr mussten die Ärzte Tag und Nacht (mit Ausnahme von Freitagnachmittagen und Feiertagen) in der Klinik bleiben und dort auch übernachten. Sie waren also durchgehend für die ihnen zugewiesenen Patienten verantwortlich.

Da der jeweils diensthabende Arzt die Erkrankungen der einzelnen Kinder oft nicht kannte, wurde von den Schwestern grundsächlich der zuständige Assistenzarzt gefragt, gegebenenfalls musste er persönlich kommen, um seine kleinen Patienten zu versorgen.

Nur die zehn Kollegen, die sich im letzten Ausbildungsjahr befanden, durften abends nach Hause gehen, mussten aber für die Assistenzärzte in der Klinik telefonisch erreichbar sein. Unsere Universitätsprofessoren machten täglich am Vormittag Visite, hielten Vorlesungen im Rahmen der sogenannten Konferenzen und gingen dann in ihre Praxen, wo sie nachmittags und abends als Niedergelassene arbeiteten, denn vom Krankenhausgehalt allein konnten sie nicht leben.

Im Nachtdienst waren also immer drei Assistenzärzte aus jeweils dem ersten, zweiten und dritten Ausbildungsjahr anwesend. Während des Nachtdienstes kamen oft zwischen 120 und 180 Kinder in die Notaufnahme, viele von ihnen waren schwerstkrank, insbesondere litten sie an Gehirnhautentzündung (Meningitis), schwerer Lungenentzündung (Pneumonie), an Vergiftungen oder waren schwerkranke Früh- oder Neugeborene, die zu Hause geboren waren.

Sehr häufig kamen Kinder mit einer akuten hämolytischen Anämiekrise, die auftritt bei einem Glukose 6-Phosphat Dehydrogenase Mangel und bei sehr hohen Bilirubin-Werten (diese Erbkrankheit ist in den Mittelmeerländern sehr verbreitet). Der höchste Bilirubinwert, den ich je erlebt habe, betrug 55 mg%, was einen sofortigen, in der Regel mehrmaligen Blutaustausch erfordert.

Jeder diensthabende Assistenzarzt im ersten Ausbildungsjahr musste damit rechnen, dass er während seines Bereitschaftsdienstes in der Nacht zusätzlich zu den üblichen Eingriffen wie Lumbalpunktion, Zentralvenenkatheter, Pleurapunktion oder Ähnliches mindestens eine, manchmal sogar zwei Blutaustauschtransfusionseingriffe durchführen musste. Dadurch sammelte man in kurzer Zeit viele

Erfahrungen in der Kindermedizin und wurde bald sicher in der Versorgung von schwerkranken Kindern.

Die Universitäts-Kinderklinik in Damaskus verfügte nur über eine begrenzte Anzahl an stationären Betten, weswegen nur lebensbedrohlich erkrankte Kinder aufgenommen wurden, während Kinder mit schweren Pneunomien, Meningitis, Enzephalitis, Leberzirrhose, mit dem hämolytisch-urämisches Syndrom, mit Endokarditis oder schweren rheumatische Erkrankungen stationär behandelt wurden. Seltener kamen Fälle wie Tetanus beim Neugeborenen in die Aufnahme, aber ich habe auch Cholerafälle erlebt, als wir mehrere Kinder mit schwerem Durchfall und Erbrechen aufnahmen, deren Zustand sich unter der normalen Infusionstherapie nicht besserte. Nachdem zwei von ihnen gestorben waren, stellten wir im Nachhinein die Cholera-Diagnose.

Mittelschwere Erkrankungen wurden prinzipiell nur ambulant behandelt und schnell wieder nach Hause geschickt, obwohl viele Eltern sich wünschten, dass wir die Kinder stationär aufnahmen. Das konnten wir aber wegen Platzmangels nicht tun. Ich erinnere mich, dass uns Eltern mehrmals weinend baten, ihre Kinder doch in der Klinik lassen zu können, aber ich musste immer ablehnen.

Die Arbeit in der Kinderklinik, insbesondere in der Notaufnahme, war interessant und hart zugleich. Es kamen sehr viele Patienten, so dass die Arbeit wie am Fließband durchgeführt werden musste und wenig Zeit zum Nachlesen oder Lernen blieb.

Von den Ärgernissen, die jeder Kinderarzt kennt, gab es auch in unserer Klinik genügend: Etwa die Schwierigkeiten mit den Eltern der Kinder, die schon am frühen Morgen wegen Lappalien und Kleinigkeiten gebracht wurden. So war fünf Uhr morgens die typische Zeit für Soldaten, zur Arbeit zu gehen. Dann brachten sie ihre Kinder »mal eben« bei uns vorbei – dies hat mich immer genervt und hat mich veranlasst, ein Schild vor der Notaufnahme aufzustellen mit der Aufschrift »Hier werden nur schwerkranke Kinder behandelt«. Als der Klinik-Direktor Professor Suheel Baddura von meinem Schild erfuhr, ließ er es schnell wieder entfernen und erteilte mir eine bittere Lektion. Er war der berühmteste Professor der Pädiatrie in Syrien und leitete die Kinderklinik, bis er 82 Jahre alt war.

Es war interessant, dass alle Ärzte sich mit ihren Vornamen ansprachen, also hieß ich dort Dr. Salem (nicht Dr. El-Hamid). Wir verwendeten keine Nachnamen, mein Spitzname bei meinen Freunden und Kollegen war »Abu Abboud« – das bezog sich auf den Namen meines Vaters Abboud, denn es ist ein Ritual und üblich, dass man nach seinem Vater genannt wird. Eine andere Besonderheit war, dass wir Ärzte uns gegenseitig »Hakim« nannten. Diese Tradition hat einen geschichtlichen Hintergrund, denn im alten Orient war der Name eines Arztes immer »Hakim«. (»Hakim« beinhaltet medizinische Kenntnisse, Klugheit und Weisheit, er ist ein »Alleskönner«, auch ein Dichter, Denker, Philosoph und Heiler).

In den Monaten, die ich in der Kinderklinik gearbeitet habe, konnte ich viele, vornehmlich praktische Erfahrungen sammeln, vor allem in der Intensivmedizin – dafür hätte ich in einer anderen Klinik sicherlich mehrere Jahre gebraucht. Da die Kinderklinik in Damaskus damals das einzige Zentralklinikum in Syrien für die Versorgung komplexer Fälle war, kamen die Patienten aus den Städten und Gegenden des ganzen Landes, auch aus meiner Heimatstadt.

In dieser Zeit entwickelte sich eine kameradschaftliche Beziehung zu mehreren Ärzten meines Jahrgangs und des gleichen Ausbildungsstandes. Insbesondere die Beziehung zu meinem späteren Freund Adnan Al Houssami und den drei Ärzten Hisham Hurani, Ahmed Kasem und Fathi Hamude möchte ich hier erwähnen. Wir waren im ersten Ausbildungsjahr und bildeten eine Art »Clique«, die die Arbeitsabläufe in fast der gesamten Kinderklinik bestimmte und eine Art »humorvoller Arztfront« gegen unsere anderen Ärzte und Ärztinnen aufbaute. So versuchten wir unter anderem, durch spaßige Aktionen das Geschehen in der Klinik zu kontrollieren. Selbst höhere Arztränge konnten neben und gegen uns in der Klinik wenig ausrichten.

Es war eine schöne und aufregende Zeit in Damaskus und ich konnte mir bald eine gesellschaftlich gute Position aufbauen. Mein Gehalt von 300 syrischen Lira entsprach damals etwa 150 Euro. Von diesem Geld unterstützte ich meinen älteren Bruder mit 100 Lira und konnte immer noch von dem Rest ein gutes Leben führen, ja sogar sparen, da ich in der Klink umsonst aß und wohnte.

Leider verging die Zeit an der Universitäts-Kinderklinik schnell. Ich fing an, meinen ursprünglichen Plänen, mich im Ausland zu spezialisieren, nachzugehen. Entsprechend verschickte ich Bewerbungen ins englischsprachige Ausland, aber auch nach Schweden und in andere Länder. Ich erhielt jedoch keine Zusage, sondern nur die Antwort, dass ich mich gedulden sollte, ich wäre auf eine Warteliste gesetzt worden und man würde sich später wieder bei mir melden.

Zufällig erfuhr ich über Kollegen und Freunde von der Möglichkeit, in Deutschland eine Facharztausbildung zu machen. Dies wäre sogar einfacher als in England oder Schweden und würde schneller gehen. Das große Problem war jedoch, dass man selbstverständlich die deutsche Sprache lernen musste.

Aber eben diese Möglichkeit wurde für mich realistisch, als ich eine Oberschwester aus der damaligen DDR kennenlernte, die die Schwesternschaften in unserer Klinik anlernen sollte, nachdem sie selbst eine Ausbildung als Oberschwester in Dresden absolviert hatte. Zu dieser Schwester, Nasiha Al Ain, entwickelte ich eine enge Beziehung und von ihr hörte ich die ersten deutschen Worte.

Da mein Interesse gewachsen war, beauftragte ich einen Dolmetscher namens Kerem Kabbur für die Bewerbung und Korrespondenz mit den deutschen Kliniken. Er versicherte mir, er könnte für mich in kürzester Zeit einen Ausbildungsplatz in Deutschland besorgen. Allerdings meinte er, dass eine Ausbildung in der Kindermedizin schwierig wäre, eine Stelle in der Inneren Medizin sei leichter zu organisieren. Wenn ich aber unbedingt in die Kinderheilkunde wollte, könnte ich das Fachgebiet ja später wechseln. Das Angebot des Dolmetschers klang interessant und ermutigend. Daher bat ich ihn, es umzusetzen.

Zu dieser Zeit nahm ich an einem von der Universität organisierten Praktikum teil, das stattfand in einem medizinischen Camp in Khnefis, einer Stadt, die zwischen Damaskus und Palmyra liegt. Dort hatten wir jungen Ärzte die Aufgabe, die Arbeiter der Phosphat-Minen systematisch zu untersuchen und eine medizinische Grundversorgung, eine Art Betriebsmedizin, anzubieten. Wir sollten dort insgesamt einen Monat verbringen. Im Camp erreichte mich die Mitteilung, dass der Dolmetscher Kabbur für mich eine Ausbildung in Deutschland besorgt hätte und ich schnell nach Damaskus kommen sollte.

Sofort eilte ich nach Damaskus, um meine Aus- und Einreisepapiere zu erledigen. Die Zeit verging wie im Fluge und die Papiere für eine sogenannte »Berufserlaubnis« wurden zügig bearbeitet und rasch nach Deutschland geschickt. In dieser Zeit konnte ich noch meinen Freund und Kollegen Adnan Al Housami und seine damalige Verlobte Mawia, die beide wie ich in der Kinderklink arbeiteten, davon überzeugen, mit mir nach Deutschland zu kommen, obwohl sie ursprünglich in den USA ihre Ausbildung hatten machen wollen. Beide zeigten Interesse und entschlossen sich, ihre Facharztausbildung ebenfalls in der Bundesrepublik zu machen. Dolmetscher Kabbur erledigte auch ihre Papiere und wir beschlossen, gemeinsam nach Deutschland zu reisen.

Der 30. November 1975 war der Tag der Abreise nach Deutschland. Am Flughafen verlief anfänglich alles zügig, bis ich von einem Offizier kurz vor der Passkontrolle aufgehalten wurde. Er erklärte mir, dass es seit dem vergangenen Tag einen neuen Behördenerlass gäbe, der die Ausreise von Ärzten ins Ausland verbiete. Ich dürfte das Land zunächst nicht verlassen.

Diese Nachricht war ein Schock für mich und ich hatte Angst, dass ich ein zweites Mal kurzfristig festsitzen und meine Pläne nicht durchführen könnte. Zum Glück aber hatte mich mein älterer Bruder begleitet, der einige gute Beziehungen zu mehreren Offizieren im Flughafenbereich hatte. Er diskutierte und telefonierte hin und her und erreichte schließlich, dass ich trotz des neuerlichen Erlasses die Passkontrolle passieren durfte. Wenige Minuten später saß ich mit Adnan und seiner Verlobten Mawia im Flugzeug nach München in Deutschland. Ein neuer und spannender Lebensabschnitt lag vor mir.

## III. Ankunft in Deutschland im November 1975

Europa – das war damals für mich und für fast alle Menschen aus meinem Umfeld eine Wunschvorstellung. Es war ein Traum für fast jeden aus dem Orient, denn man stellte sich das Leben in Europa als ein schönes, bequemes und sorgenfreies Luxusleben mit all seinen glänzenden Fassaden und Schokoladenseiten vor, wie man es im Kino und im Fernsehen gesehen hatte. Und so ähnlich ging es auch mir ...

Am 30. November 1975 landeten wir abends in Deutschland, in München, wo wir auch übernachteten. Am nächsten Tag nahmen wir einen Zug nach Freiburg, weil dort das Goethe-Institut war, in dem unser Sprachkurs stattfinden sollte. Schon die Reise nach Freiburg begann lustig, denn als wir in den Zug einstiegen, bemerkten wir, dass alle Abteile außer einem voll besetzt waren. Wir konnten uns nicht erklären, warum keiner in dieses Abteil gehen wollte und nahmen dort Platz. Ich verstaute sofort unsere Koffer und wir machten es uns bequem. Kurz darauf kam ein Mann in Uniform und sprach zu uns mit lauter und entschiedener Stimme. Wir verstanden jedoch nicht, was er von uns wollte, bis er schließlich begann, unsere Koffer aus dem Abteil in den Gang zu werfen. Da erst begriffen wir, dass es sich offenbar um das Schaffnerabteil handelte.

Am Nachmittag erreichten wir schließlich Freiburg und das dortige Goethe-Institut. Zunächst teilte man uns unsere Zimmer zu; ich musste mit einem Studenten aus Bangladesch ein Doppelzimmer beziehen, das direkt am Hauptbahnhof lag mit Blick auf die Gleise. Der Blick und die Bahngeräusche störten mich überhaupt nicht; ich war froh, dass ich lediglich die Brücke überqueren brauchte und in kurzer Zeit das Institut zu Fuß erreichen konnte. Anfangs wusste ich nicht, dass Freiburg eine berühmte und kulturhistorisch interessante Stadt in Deutschland ist; das war für mich zu diesem Zeitpunkt auch unwichtig. Obwohl ich lediglich zwei Monate in Freiburg verbrachte, habe ich aber doch eine emotionale Bindung dorthin entwickelt, die sich bis heute erhalten hat.

In Freiburg waren wir also zu dritt: Mawia, Adnan und ich. Das war in diesen ersten Wochen ein großer Vorteil, weil wir uns jeden Tag austauschen konnten über Deutschland, unsere Sorgen und unsere gemeinsamen Zukunftspläne.

Das Lernen der deutschen Sprache war schwer für uns; ich hatte auch noch nicht die bitteren Erinnerungen an das Erlernen der englischen Sprache an der Universität in Aleppo vergessen. Wenigstens hatte ich in der Zwischenzeit englisch so gut gelernt, dass ich mich damit verständigen konnte.

Üblicherweise absolvierten die Studenten mindestens zwei Deutschkurse: die Grundstufen A und B, manchmal auch noch C. Kurs A vermittelte die Grundlagen der Sprache, im Kurs B wurde die Grammatik vertieft. Und wieder machte ich einen Fehler und beschloss, nur den zweimonatigen Grundkurs A zu durchlaufen, weil ich glaubte, in dieser Zeit die Sprache gut erlernen und beherrschen zu können. Aber obwohl ich einer der Besten im Kurs war, merkte ich nach Abschluss des Kurses schnell, dass ich eben nicht in der Lage war, Deutsch zu sprechen und vor allem zu verstehen. Ich versuchte wiederum, so viele Wörter wie möglich unterwegs oder beim Spazierengehen zu lernen; täglich erstellte ich mir neue Wortlisten, die ich immer mit mir trug. Ich versuchte auch, einzelne Kapitel aus dem Lehrbuch im Voraus zu lesen, bevor die Lehrerin damit begann. Als dies die Deutschlehrerin bemerkte, wies sie mich darauf hin, dass ich mir keine Illusionen machen sollte: Man könne eine Sprache nicht einfach »schlucken«, man könne deutsch nicht in kurzer Zeit lernen, sondern dafür brauche man viel Zeit. Noch heute bereue ich, dass ich damals nicht auch den zweiten Deutschkursus B absolviert habe, um meine Grammatikkenntnisse zu festigen.

Mein Zimmergenosse Al Rahman, ein Student aus Bangladesch, war eine angenehme Person. Wir bereiteten oft gemeinsam das Essen zu, und wenn wir dann aßen, benutzte Al Rahman nie Besteck, sondern nur seine Finger. Er versuchte, sich mit mir auf Englisch zu unterhalten, trotz meiner Versuche, ihm zu erklären, dass wir lieber Deutsch sprechen sollten, um unsere Sprachkenntnisse zu verbessern. Dies half jedoch nichts, bis ich ihm irgendwann sagte, dass ich kein Englisch verstände. So wollte ich ihn zwingen, mit mir Deutsch zu reden. In den folgenden Wochen beobachtete ich, dass er stundenlang mit Schreiben beschäftigt war, so dass ich schon befürchtete, er wäre fleißiger als ich und könnte bald besser als ich Deutsch sprechen. Es stellte sich aber heraus, dass er lange Briefe an seine Frau in Bangladesch verfasste.

Nach dem Unterricht im Goethe-Institut konnten wir in der Mittagspause in die Mensa der Universität gehen. Dort traf ich fast immer Adnan und Mawia und wir erzählten uns, was uns alles passiert war. Bezüglich des deutschen Essens hatte ich erstaunlicherweise gar keine Probleme, sondern konnte alles gut vertragen und auch genießen. Einige Spezialitäten, wie z. B. Schweinshaxe, Bregenwurst oder Grünkohl mochte ich von Anfang an.

An die kalten Temperaturen in Deutschland musste ich mich allerdings erst gewöhnen. Es war ja Winter und zu dieser Jahreszeit war es hier eisig. Zum Glück blieb ich die gesamte Zeit gesund und hatte nicht eine einzige Erkältung oder irgendeine andere Erkrankung. Ich besaß eine schwarze Winterjacke, die ich aus Syrien mitgebracht hatte und die mich vor der Kälte schützte – viele Jahre lang habe ich sie als Erinnerung aufbewahrt.

Da sich das Erlernen der Sprache fast ausschließlich im Goethe-Institut abspielte, hatten wir faktisch kaum Kontakt mit »normalen« Deutschen, bei denen wir unsere Kenntnisse hätten anwenden können. Ich bemühte mich also, Gelegenheiten zu finden, um mit den Menschen auf der Straße zu sprechen. Das war jedoch schwierig, da ich nicht wusste, worüber ich hätte sprechen können. Eines Tages sah ich einen Mann, der zwei Koffer schleppte. Ich eilte zu ihm, um ihm beim Tragen zu helfen. Er schaute mich freundlich an, überließ mir den einen Koffer und wir gingen einige hundert Meter nebeneinander her. Während der ganzen Zeit versuchte ich verzweifelt, mit ihm ins Gespräch zu kommen – aber mir fiel kein Gesprächsstoff ein; er seinerseits hatte überhaupt nicht verstanden, dass ich seinen Koffer nur trug, um mit ihm auf Deutsch reden zu können.

Die Wochen in Freiburg vergingen schnell. Der Sprachkurs war nach zwei Monaten beendet und ich hatte keinen weiteren Kurs belegt, weil ich so schnell wie möglich mit der Arbeit und meiner Facharztausbildung beginnen wollte.

## Facharztausbildung in Gelsenkirchen (1976)

Nach Beendigung des Sprachkurses in Freiburg fuhr ich nach Gelsenkirchen, wo ich im Evangelischen Krankenhaus eine Stelle in der Inneren Medizin antreten wollte. Meine Vorstellung war, gleich am nächsten Tag in der Klinik zu beginnen. Als ich mich jedoch beim Chefarzt vorstellte, fragte er mich als erstes nach meiner Bescheinigung der Berufserlaubnis. Diese hatte ich zwar bereits vor mehreren Wochen beantragt, aber sie lag noch nicht vor. Er informierte mich daraufhin, dass ich noch nicht einmal in der Klinik hospitieren dürfte, auch nicht zuschauen, bevor nicht die Berufserlaubnis vorläge. Solange sollte ich meine Freizeit genießen.

Ich war enttäuscht und geriet fast in Panik, weil ich nicht wusste, was ich allein in dieser fremden Stadt tun könnte oder wohin ich gehen sollte. Ich kannte ja niemanden, mit dem ich hätte reden können. Außerdem hatte ich gehofft, dass der Chefarzt mich wenigstens in einem Appartement auf dem Krankenhausgelände unterbringen würde, bis meine Papiere fertig wären.

In meiner Verzweiflung setzte ich mich in ein Taxi und bat den Fahrer, mich in ein billiges Hotel zu bringen. Der Taxifahrer fuhr mich in ein außerhalb der Stadt an einer Schnellstraße gelegenes Hotel, das für damalige Verhältnisse relativ preiswert war, denn die Übernachtung kostete nur 20 DM / 10 €. Allerdings wurde es in diesem Zimmer – wohl wegen der undichten Tür – nicht warm, so dass ich ins Bett gehen und mich zudecken musste, um nicht zu frieren.

Von diesem Hotel aus fuhr ich mit der Straßenbahn in die Stadt Gelsenkirchen und ging dort erst in die großen Kaufhäuser, um mich aufzuwärmen, anschließend ging ich draußen spazieren. Sobald mir wieder kalt wurde, betrat ich wiederum ein Geschäft. Das war im Januar 1976. Der Winter war eisig und für mich unerträglich, da ich solche Kälte nicht gewohnt war. Darüber hinaus bestand für mich das Problem, dass ich nur einen begrenzten Geldbetrag von etwa 1.200 DM / 600 € zur Verfügung hatte, weshalb ich befürchtete, dass mein Geld ausginge, bevor ich mit der Arbeit überhaupt beginnen konnte.

Die Einsamkeit in dieser Stadt und die Kälte zwangen mich, nach jemandem zu suchen, der mir helfen konnte. Über meinen Freund Adnan erhielt ich die Adresse eines in Gelsenkirchen niedergelassenen Praktischen Arztes syrischer Herkunft. Ich rief ihn an und fragte, ob er mir in meiner Lage helfen könnte. Dieser Arzt, Usama Al Sibai, war eine honorige Persönlichkeit. Er holte mich im Hotel ab und brachte mich in seine Wohnung, wo seine deutsche Frau arabisches Essen wie zu Hause in Syrien vorbereitet hatte. Nach dem Essen telefonierte er mit der Verwaltung des Krankenhauses und forderte sie auf, für mich ein Zimmer in der Stadt zu finden, was dann auch schnell geschah. Außerdem fragte er für mich bei der Bezirksregierung in Münster nach dem Stand meiner Berufserlaubnis.

Die Verwaltung des Krankenhauses organisierte also ein Zimmer für mich in Gelsenkirchen in der Schlosserstraße Nr. 4. Kurz darauf erhielt ich die ersehnte »Berufserlaubnis«, so dass ich am 1. Februar

1976 im Evangelischen Krankenhaus in Gelsenkirchen in der Abteilung für Innere Medizin anfangen konnte.

Die Hilfe von Dr. Usama Al Sibai habe ich bis heute nicht vergessen und werde sie auch immer in Erinnerung behalten. Allein die Tatsache, dass er mich mitnahm in seine Wohnung, gab mir ein Gefühl von Sicherheit und Geborgenheit. Dieser Arzt war mein Vorbild, als ich meinerseits versuchte, syrische Ärzte zu unterstützen sowohl in ihren Bemühungen, nach Deutschland zu kommen als auch bei der Beschaffung einer Berufserlaubnis. Ich habe sehr vielen Ärzten auf diese Weise helfen können; viele von ihnen habe ich vorher nicht gekannt und manchen bin ich tatsächlich bis heute nicht begegnet, aber einige melden sich regelmäßig zum Jahresende oder zu besonderen Anlässen, um sich bei mir zu bedanken.

## Das Evangelische Krankenhaus in Gelsenkirchen

In Gelsenkirchen begann nun meine Facharztausbildung für die Innere Medizin. Die ersten Tage und Wochen in der Klinik verliefen ganz anders, als ich es mir vorgestellt hatte. Der Traum von einem Leben im Westen mit all seinen schönen und glänzenden Seiten begann sich langsam zu verflüchtigen und meine Vorstellung, dass mit der Arbeit im Krankenhaus mein Glück beginnen würde, erwies sich schnell als Illusion.

Meine Reise in die Bundesrepublik Deutschland hatte ich gemeinsam mit meinem Freund Adnan Al Houssami begonnen, der sich später in der Kinderchirurgie spezialisierte. Er hatte anfangs tatsächlich geglaubt, dass man als Arzt in Deutschland ohne deutsche Sprachkenntnisse arbeiten könnte, weil er meinte, alle Menschen und insbesondere auch die Ärzte, das medizinische Personal und die Krankenschwestern würden miteinander nur auf Englisch kommunizieren. Da wir Englisch gelernt hatten, könnte es in Deutschland keine sprachlichen Probleme für uns geben. Immer wenn Adnan sah, dass ich versuchte, deutsche Wörter oder Begriffe zu lernen, machte er sich über mich lustig und kommentierte ironisch, ich würde damit meine Zeit nur verschwenden. Diese naive Vorstellung meines Freundes, die ich ohnehin nie so recht geglaubt hatte, erwies sich natürlich als purer Unsinn. Ich merkte vom ersten Tag an, dass kaum jemand im Krankenhaus Englisch sprach, schon gar nicht die Patienten, geschweige denn die Krankenschwestern. Nur wenige ärztliche Kollegen benutzten sporadisch englische medizinische Begriffe. So fühlte ich mich mit meinen geringen Deutschkenntnissen allein gelassen und meinem Schicksal ausgeliefert. Ich verstand nur wenig von dem, was während der Visite gesagt wurde, und musste mich sehr konzentrieren, um erahnen zu können, was der einzelne Arzt sagte oder der Patient erzählte. Auch die Besprechungen der Ärzte untereinander waren für mich zum großen Teil unverständlich. Eines Tages wurde in meiner Anwesenheit über ein Thema diskutiert. Da ich überhaupt nicht ahnte, worüber sie sprachen, bat ich einen aus Ägypten stammenden Kollegen, einen älteren und erfahrenen Arzt, der in der Abteilung arbeitete, mir einiges in arabischer Sprache zu erläutern. Er jedoch vermied es konsequent, mit mir auch nur ein einziges arabisches Wort zu wechseln oder mir etwas zu erklären und sprach absichtlich nur Deutsch mit mir. Er wusste sehr wohl, dass ich ihn nicht verstand und ließ mich allein in dieser Situation. Zum Glück gab es unter den anderen ausländischen Ärzten eine Inderin, die mir bestimmte Zusammenhänge auf Englisch erläuterte, damit ich verstehen konnte, worüber man sprach. Außerdem arbeitete in der Abteilung ein afrikanischer Arzt namens Unuana, der mich manchmal zum Kaffee oder in die Kneipe mitnahm; dort versuchte er, mir einige der organisatorischen Dinge auf Englisch und auch auf Deutsch zu erklären.

Durch mein vielleicht übertriebenes Pflichtbewusstsein und meine Anstrengungen, möglichst schnell Deutsch zu lernen, setzte ich mich psychisch sehr unter Druck und bekam starke Kopfschmerzen, so dass ich fast jeden Tag Aspirin-Tabletten einnahm. Ich wollte unbedingt besser werden und brauchte dringend sprachliche Unterstützung. Es gab aber keine Sprach-Institute in Gelsenkirchen; einen weiteren Kurs im Goethe-Institut in Freiburg hätte ich nicht finanzieren können, da das fast 2.500 DM / 1.250 € kosten sollte. Also musste ich in den sauren Apfel beißen und irgendwie selbständig die deutsche Sprache erlernen.

Der Chefarzt Dr. Burger hatte einen erfahrenen Assistenzarzt namens Perray damit beauftragt, mich in der Klinik einzuführen und mir die Organisation und die Gepflogenheiten auf der Station zu erklären. Dieser Arzt nahm mich also überall mit hin, zeigte mir, wie ich die Patienten zu untersuchen und zum Beispiel die Anamnese zu erheben hatte. Er war ein guter Mentor und vor allem konnte ich ihn sprachlich gut verstehen.

Trotz meiner Schwierigkeiten mit der deutschen Sprache gab es auch lustige Situationen: Einige Schwestern auf der Station hatten offensichtlich Probleme mit meinem Namen, denn für sie hatte ich einen Doppelnamen »El-Hamid«. Besonders die leitende Schwester Else meinte, mein Name sei für sie zu kompliziert auszusprechen, weshalb man beschloss, mich einfach »Dr. El« zu nennen. Meine Versuche, ihnen zu erklären, dass »El« nur eine im Arabischen typische Vorsilbe sei und keine Bedeutung habe, halfen nichts. Bis zu meinem Weggang aus Gelsenkirchen hieß ich also »Dr. El«. Ich musste diesen Namen akzeptieren, ich konnte den Schwestern mit meinem wenigen Deutsch noch nicht einmal richtig widersprechen!

Lustigerweise sagte mir später in Waldbröl die Stationsschwester Ilona ebenfalls, sie habe Schwierigkeiten, meinen Namen richtig auszusprechen. Inzwischen war ich jedoch Chefarzt und antwortete freundlich aber entschieden, sie solle es üben und lernen, es werde schon irgendwann gelingen. Das hat sie auch getan und war erfolgreich.

In Gelsenkirchen wollte ich besonders auch meine medizinischen Sprachkenntnisse verbessern und daher begann ich, die medizinischen Fachbücher nicht mehr auf Englisch, sondern nur noch in deutscher Sprache zu lesen. Deswegen kaufte ich mir ein neues Lehrbuch der Inneren Medizin und informierte mich vor allem über die Erkrankungen, die überwiegend in unserer Abteilung behandelt wurden; gleichzeitig versuchte ich, das Vorgehen, das wir in der Abteilung durchführten, mit dem zu vergleichen, was das Buch empfahl.

Wir behandelten fast täglich viele Patienten mit Hirninfarkten, dem »Apoplex« (Schlaganfall). Als Anfänger beobachtete ich, dass sich das Therapie-Schema in unserer Abteilung in vielen Punkten von den Therapierichtlinien des Buches unterschied. Daher beschloss ich, den Chefarzt nach den Gründen zu fragen. Es war lustig, wie ich mit meinem sehr einfachen deutschen Wortschatz und meinem Buch in der Hand dem Chefarzt solche Fragen stellte. Er schaute mich freundlich an und lächelte; offensichtlich war er überrascht von meinem Mut, nicht zuletzt, weil er sah, dass ich ein medizinisches Buch neuster Auflage in der Hand hatte. Er nahm mir das Buch ab, blätterte es durch und murmelte ein paar für mich unverständliche Worte. Er war offensichtlich begeistert, dass ich ihm ein neues Buch zeigte, und ich glaube, er war mir jedenfalls nicht böse, als ich ihm sagte, dass unsere Therapien mit den Richtlinien des Buches nicht identisch seien.

Nach zwei Monaten in der Abteilung beschloss ich, während des Nachtdienstes eines Kollegen in der Klinik zu bleiben, um zu erleben, was in der Nacht ablief, damit auch ich später in den Bereitschaftsdienst eingeteilt werden konnte. Während dieses Nachtdienstes wurde ein akuter Notfall mit schweren Ösophagus-Varizenblutungen eingeliefert. Das ist einer der schwierigsten Notfälle in der Inneren Medizin, weil er schnell zum Tode führen kann, wenn nicht sofort richtig gehandelt wird. Der diensthabende Assistenzarzt hatte Angst und wollte sofort den Oberarzt verständigen, um Hilfe zu erhalten. Er war allerdings überrascht, als ich ihm sagte, er brauche den Oberarzt nicht anzurufen, da ich die Behandlung übernehmen könne. Er schaute mich verzweifelt an, aber sagte, ich solle es versuchen. Ich konnte das Einführen einer Spezialsonde in den Ösophagus (Speiseröhre) problemlos durchführen, da ich während meiner Zeit an der Universitätsklinik in Damaskus solche Fälle auch gesehen und behandelt hatte. Nach dem Einspritzen der Kochsalzlösung in die Sonde sistierten die Blutungen in kurzer Zeit und der Zustand des Patienten besserte sich schnell. Der junge Kollege war glücklich, dass wir diesen sehr schwierigen Notfall ohne den Oberarzt hatten behandeln können.

Am folgenden Tag berichtete er von dem Vorfall und dass ich die Therapie durchgeführt hatte. Der Chefarzt klopfte mir anerkennend auf die Schultern und sagte: »Gut, gut!«. Ich war glücklich und stolz und hatte endlich das Gefühl, in der Abteilung angekommen zu sein. Das war das erste positive Ereignis für mich seit meinem Arbeitsbeginn in der Klinik.

Ich bemühte mich weiterhin, vor allem meine Sprachkenntnisse zu erweitern, denn wenn ich bei den Visiten mitlief, merkte ich, dass ich viele medizinische Besonderheiten nicht verstehen konnte. Manchmal fragte mich der Oberarzt etwas, was ich nicht vollständig verstand, denn er sprach undeutlich und näselte. So waren meine Antworten auch nicht richtig – es war mir furchtbar peinlich, den Sinn einer Frage nicht verstehen zu können. Nach den Visiten mit diesem Oberarzt fühlte ich mich meist sehr schlecht und unzureichend. Immer wieder befielen mich pessimistische, quälende Gedanken der Unfähigkeit und des Versagens – ich fragte mich, warum ich überhaupt nach Deutschland gekommen war und was ich eigentlich hier wollte. Warum hatte ich nicht gewartet, bis ich eine Ausbildung in einem englischsprachigen Land gefunden hatte, damit hätte ich mir diese Odyssee des erneuten Erlernens einer anderen Sprache erspart. Diese und andere Fragen quälten mich, machten mein Leben schwer und erschütterten mein Selbstbewusstsein. Meine Gedanken trugen mich zurück in jene schöne Zeit, als ich an der Universitäts-Kinderklinik in Damaskus in einer unangefochtenen Position »den kleinen Meister« spielen konnte – aber diese Zeit war vorbei, nun war ich in Deutschland und es gab kein Zurück mehr.

In diesen sentimentalen und einsamen Stunden träumte ich oft von einer Rückkehr in die Heimat. Ich schrieb viele Briefe an meine Freunde (viele davon, ohne sie zu verschicken), in denen ich mein Leid, meine Sorgen und meine Verzweiflung in der Fremde schilderte und meine Sehnsucht nach der Heimat, nach Damaskus, nach dem Kassion Berg, dem Euphrat und allen schönen Orten in Syrien. Andererseits waren dies für mich aber auch Gedanken des Versagens und der Inkompetenz, ja sogar der Schande: Nach Hause zurückzukehren, ohne mein Ziel erreicht und die Ausbildung zu Ende gebracht zu haben, wäre für mich undenkbar und beschämend gewesen. Was würden die Menschen in Syrien und vor allem meine Familie von mir halten, wenn ich ohne Ausbildungsabschluss zurückkehrte? Zu dieser Zeit machte ich mir Mut, indem ich mir sagte, wenn es andere schaffen, kann ich es auch. Also musste ich weitermachen, meine Kräfte stärken, die Illusionen vergessen und vor allem intensiv Deutsch lernen.

Die bittere Erfahrung meiner mangelnden Sprachkenntnisse musste ich jeden Tag durchmachen, wenn sich Kollegen der Abteilung über bestimmte Themen unterhielten. Ich hätte fachlich viel dazu sagen wollen und können, weil ich viel las und gute Erfahrungen besaß. Das half jedoch alles nichts, weil ich nicht ausdrücken konnte, was ich sagen wollte, und so blieben meine Ansichten, Ideen, Gedanken und meine Fähigkeiten verborgen. Ich musste häufig schweigen, wenn die anderen Kollegen sich über die Behandlung bestimmter Patienten unterhielten, da ich mir nicht zutraute, etwas zu sagen. Ich hatte Angst, etwas grammatisch falsch auszudrücken und mich vielleicht vor ihnen lächerlich zu machen. Am Ende des Tages hatte ich immer wieder Kopfschmerzen und musste dagegen Tabletten nehmen.

Spaß hat es mir dennoch gemacht, wenn ich Chefarzt Dr. Burger auf der Visite begleitete und einige Fälle vorstellen konnte. Er war so menschlich, nett und verständnisvoll und ermunterte und lobte mich, wenn ich etwas sagte. Auch gab er mir oft das Gefühl, dass ich richtig lag, klopfte mir dann auf die Schulter und sagte: »Gut, gut!«. Das hat mich dermaßen ermuntert, dass es mein Selbstvertrauen für den Rest des Tages stärkte. Nach einer solchen Visite war ich so glücklich, dass ich das Gefühl hatte, doch bereits recht gut Deutsch gelernt zu haben. Dieses Gefühl hielt allerdings nur bis zur nächsten Visite mit dem Oberarzt an, denn dann merkte ich, dass ich überhaupt kein Wort Deutsch verstand und eigentlich wieder ans Goethe-Institut hätte zurückkehren müssen. Zu meinem Trost merkte ich, dass auch viele Patienten den Oberarzt wegen seiner Aussprache nicht verstanden, wenn er bei den Visiten das Wort an sie richtete. Die Patienten baten ihn immer wieder, seine Fragen zu wiederholen.

## Familie Kaisers

Nach einiger Zeit begann sich meine Lage in der Klinik zu stabilisieren. Mein Wortschatz wuchs zusehends, ich konnte mich inzwischen mit Menschen unterhalten und entwickelte erste Bekanntschaften.

Die erste Familie, die ich kennenlernte, war Familie Kaisers aus Gelsenkirchen. Frau Margret Kaisers war Patientin auf meiner Station gewesen und war mit meiner Behandlung zufrieden. Nach ihrer Entlassung aus der Klinik lud sie mich zu sich nach Hause ein, wo ich ihren Mann Bernhard, genannt »Bernie«, kennenlernte. Zwischen Bernie und mir entwickelte sich eine lebenslange, tiefe Freundschaft. Bernie wurde mit der Zeit mein bester deutscher Freund. Leider habe ich ihn im Jahre 2012 für immer verloren. Er starb kurz vor seinem 77. Geburtstag an einer schweren Pneumonie und einem Apoplex (Gehirn-Infarkt).

Bernie war sehr gebildet und weltoffen, las viel und wusste über Vieles Bescheid. Sein Allgemeinwissen war beeindruckend. Er war politisch engagiert, links orientiert und in der Gewerkschaft, er las regelmäßig den »Spiegel« und andere Zeitungen und Zeitschriften, machte oft Urlaub im Ausland. Manchmal diskutierten wir stundenlang über die unterschiedlichsten Themen – für mich war es immer einen Genuss, mit ihm zu debattieren oder auch zu streiten. Wir besuchten uns gegenseitig und machten gemeinsam mit unseren Familien Urlaub auf Mallorca, Gran Canaria und in Berlin. Auch in Syrien waren wir mehrmals zusammen.

Ich denke oft an Bernie und die schönen Zeiten mit ihm und vermisse ihn sehr. Besonders wenn ich die Museen in Berlin besuche, denke ich an ihn, da er ein begeisterter Besucher von Museen und Kulturstätten war. Bernie war für mich mehr als ein normaler Freund, er war mein bester Vertrauter und wie ein Bruder für mich. Ich werde ihn nie vergessen und ihm immer ein Andenken bewahren.

## Es muss sich etwas ändern …

Rückblickend gesehen verging die Zeit in Gelsenkirchen schnell. Mein Tagesablauf in diesen Wochen und Monaten verlief in einem fast eintönigen Rhythmus: Ich stand morgens sehr früh auf und ging zur Arbeit, wollte dort aber nicht zu früh ankommen, sondern war etwa zehn Minuten früher als die anderen Assistenten dort, um meine Arbeitskleidung anzuziehen. Nach der Arbeit blieb ich meist als letzter in der Klinik und ging dann zu Fuß in mein kleines Zimmer, um weiter Deutsch zu lernen und in den Fachbüchern zu lesen. Andere Hobbys oder Beschäftigungen gab es für mich nicht.

Meine Enttäuschung über meine berufliche Situation und über meine Unfähigkeit, Stärken zu entfalten, bedrückte mich. Manchmal hatte ich das Gefühl, ich sei ohne besondere Fähigkeiten, die mir eine Daseinsberechtigung hätten geben können, daher fühlte ich mich nahezu überflüssig in der Abteilung. Zeitweise meinte ich sogar, dass ich mein Gehalt überhaupt nicht verdiente, da ich die dafür notwendigen Leistung nicht erbrachte! Die meisten Ärzte der Abteilung waren zudem erfahrene Assistenzärzte, ich aber war ein Anfänger mit mangelnden Sprachkenntnissen. Zum Glück gab es in der Abteilung eine ältere russische Assistenzärztin, Dr. Averdick. Sie war offensichtlich eine Spätaussiedlerin, die noch schlechter Deutsch sprach als ich. Ich war also nicht die einzige Person dort, die die medizinischen Diskussionen zwischen den Kollegen nicht verstand und sich daran nicht beteiligte.

Meine Unzufriedenheit, die Unsicherheit und das Gefühl der Schwäche hemmten meine Motivation, so weiterzumachen wie bisher – ich musste und wollte etwas ändern. So kam ich auf den Gedanken, mein eigentliches Wunschfach, die Innere Medizin, zu verlassen und zur Pädiatrie zurückzukehren, wo ich glaubte, mehr Kenntnisse und Fähigkeiten zu haben.

Als Arzt in der Universitätsklinik in Damaskus hatte ich die feinsten und kompliziertesten Eingriffe an Früh- und Neugeborenen und sehr schwierige Infusionen und Blutentnahmen aus den tieferen Venen (wie die vena cava und vena anonyma) durchgeführt und war dort wegen dieser Fähigkeiten entsprechend bekannt. Diese Eingriffe werden in Deutschland kaum noch gemacht, da sie mit hohen Risiken behaftet sind.

Also erwägte ich, wieder in die Pädiatrie zurückzukehren, weil ich in dem Fachgebiet über Fertigkeiten verfügte, die sich auch ohne Deutschkenntnisse durchführen ließen. Langfristig könnte ich mich dadurch besser in einer Abteilung durchsetzen und eine gute Position aufbauen.

So entschied ich mich, nach einer Ausbildungsstelle in der Kinderheilkunde zu suchen und begann, Bewerbungen an viele Kinderkliniken überall in Deutschland zu verschicken. Zu meiner großen Enttäuschung erhielt ich aber immer wieder die Standartantwort: »Es tut mir leid, Ihnen mitteilen zu müssen, dass ...« Wenn ich diese

Anfangssätze las, hörte ich sofort auf weiterzulesen; ich verstand gar nicht alle Gründe, auf die sich die Ablehnungen beriefen. Meine Zweifel wuchsen, ob ich jemals eine Stelle bekommen würde.

Eines Tages erhielt ich ein Angebot zu einem Vorstellungsgespräch in der Stadt Coburg nahe der damals innerdeutschen Grenze. Meine Reise mit dem Zug dorthin dauerte mehr als zwölf Stunden. Als ich gegen Mitternacht in der Stadt ankam, konnte ich noch nicht einmal ein Hotel zum Übernachten finden – ich hatte vorab keine Reservierung für ein Zimmer gemacht. Am nächsten Tag hatte ich ein Vorstellungsgespräch bei dem Chefarzt, der mir eine Stelle in Aussicht stellte, falls sein Assistenzarzt zur Bundeswehr ginge, dann würde er mich sofort informieren. Ich habe von ihm jedoch nichts mehr gehört.

Nachdem ich erfolglos mehr als 50 Bewerbungen verschickt hatte, beschlich mich das Gefühl, dass es doch keinen Sinn mehr hätte weiterzusuchen und meine Zeit zu vertun. Ich hatte inzwischen einen Grad der Resignation erreicht, dass ich meinte, meinem Schicksal folgen zu müssen, da es doch nicht zu ändern sei. So entschied ich mich wieder um und wollte mit den Bewerbungen aufhören, die Suche einstellen und in der Inneren Medizin bleiben. Auch hatte sich meine Lage in der Klinik verbessert und ich hatte mehr Sicherheit bei der Arbeit entwickelt. In der Zwischenzeit konnte ich besser Deutsch sprechen und viel mehr verstehen, insbesondere den Inhalt der morgendlichen Besprechungen der Ärzte. Endlich konnte ich auch eigenständig Gespräche oder eine Anamnese mit den Patienten durchführen. Mein Selbstvertrauen wuchs, ich fühlte mich einigermaßen sicher und verfolgte nun doch wieder die Vorstellung, entweder ein guter Kardiologe oder Gastroenterologe zu werden.

Zu meiner Überraschung erhielt ich dann doch noch zwei Antworten auf meine letzten Bewerbungen und beide enthielten eine Einladung zu einem Vorstellungsgespräch, einmal an die Kinderklinik in Hildesheim und an die Kinderklinik in Emden. Ich wunderte und freute mich über diese schicksalhafte Wendung, denn ich hatte bereits jegliche Hoffnung aufgegeben, dass es mit einem Wechsel klappen könnte.

Ich fuhr zu beiden Vorstellungsgesprächen und zu meiner Überraschung boten mir tatsächlich beide Chefärzte eine Stelle an, die ich so schnell wie möglich antreten sollte. Wahrscheinlich hatten beide Personalengpässe.

Da ich keine Vorstellung hatte, für welche von beiden Stellen ich mich entscheiden sollte, fragte ich meinen Freund und Helfer Dr. Oussama Al Sibai, (der mir in meiner Anfangszeit in Gelsenkirchen geholfen hatte) um Rat. Ohne zu zögern empfahl er mir, die Stelle in Hildesheim anzunehmen – das sei eine mittelgroße, interessante und historische Stadt, während Emden dagegen sehr weit im Norden an der Nordsee liege und sehr schwer zu erreichen sei.

Für mich waren damals solche Aspekte im Grunde irrelevant, da ich bisher ja nur in der Klinik gelebt und gearbeitet hatte und mich für keine Stadt oder ein Privatleben interessiert hatte. Dennoch war der Hinweis, dass Hildesheim im Vergleich zu Emden größer und interessanter sei, ausschlaggebend dafür, dass ich die Stelle in Hildesheim annahm. Menschen aus dem Ausland bevorzugen immer ein Leben in einer großen Stadt! Und so sagte ich Chefarzt Dr. Dr. Hans Roos in Hildesheim zu.

Viele junge Ärzte legen großen Wert darauf, ihrer Zuneigung entsprechend ein Lieblingsfach zu suchen und glauben, sie könnten sich »nur« in diesem Fach richtig entfalten. Dieser Gedanke ist vom Prinzip her richtig, aber ich glaube, dass ein erfolgreicher Mensch in jedem Gebiet erfolgreich sein kann, wenn er bereit ist flexibel zu sein und das notwendige Engagement und die Bereitschaft hat, sich mit neuen Gedanken und Ideen zu befassen. Das Interesse und die Liebe für viele Dinge im Leben entwickeln sich oft mit und durch die Arbeit und die Praxis. Daher sollte man die Dinge vorher ausprobieren, bevor man eine Absage erteilt und sie von vornherein ausschließt. Es klappt häufiger als man denkt. Übrigens gilt das nicht nur im beruflichen, sondern auch im privaten Leben.

Bezüglich der Sprachkompetenz komme ich heute zu der Feststellung, dass es in der Anfangsphase für einen ausländischen Arzt in Deutschland nicht maßgeblich ist, wie gut er medizinisch ausgebildet ist und wie viel Erfahrung er hat. Vielmehr sind entscheidend für seinen Erfolg allein seine Sprachkenntnisse, seine Fähigkeit, sich zu artikulieren, zu formulieren und mit Patienten und auch seinem Team zu kommunizieren. Ohne ausreichende Sprachkenntnisse wird auch ein Arzt wie ein kleines Kind belächelt, unterschätzt und nicht ernst genommen. Seine klinische Erfahrung oder ein Titel – auch als Professor – nützen ihm nicht. Deswegen müssen sich aus dem Ausland kommende Ärzte vor Beginn ihrer Arbeit immer sehr intensiv mit der Sprache auseinandersetzen, in der sie praktizieren wollen.

Und es gibt Menschen – allerdings nicht viele – die über eine solide Basis an Sprachkenntnissen verfügen, bevor sie nach Deutschland kommen. Ich erinnere mich an einen Kollegen, dem ich zu einer Weiterbildung in Deutschland verholfen hatte. Dieser Arzt, Daniel Ajib, schrieb mir bereits aus Syrien E-Mails auf Deutsch. Seine Briefe waren fehlerfrei, so dass ich dachte, sie wären von einem Dolmetscher verfasst worden, bis ich später feststellte, dass er tatsächlich selbst diese Briefe geschrieben hatte. Als er nach Deutschland kam, war ich von seinen guten Deutschkenntnissen sehr überrascht, zumal er mir versicherte, vorher noch nie in Deutschland gewesen zu sein. Er habe seine Deutschkenntnisse nur durch Kurse und Eigenstudium erworben. Dieser Arzt konnte seine Weiterbildung in unserem Krankenhaus bereits nach vier Wochen ohne Sprachprobleme beginnen und in kurzer Zeit im Bereitschaftsdienst eingesetzt werden. Heute ist er ein erfolgreicher chirurgischer Oberarzt.

# IV. Facharztausbildung in Hildesheim (1976–1981)

## Anfangsphase mit Dr. Dr. Roos (1976–1977)

Im Oktober 1976 begann in Hildesheim ein neuer Lebensabschnitt für mich. Mein Freund Bernie Kaiser organisierte den Umzug mit seinem eigenen PKW und half beim Aufstellen meiner wenigen Habseligkeiten aus Gelsenkirchen in dem Zimmer, das die Krankenhausverwaltung für mich organisiert hatte. Es lag oberhalb des Krankenhauses in einem Altbau, der über eine Gemeinschaftsküche für alle Bewohner verfügte. Gekocht hat dort allerdings außer mir keiner. In meinem schlichten Zimmer versuchte ich nun, mein Leben zu organisieren: Da es keinen Kühlschrank im Zimmer gab, hing ich die Lebensmittel einfach in einer Tüte außen ans Fenster, denn draußen war es ja kalt genug, sogar noch kälter als in einem Kühlschrank. Eines Tages jedoch fiel mir eine Tüte mit Fleisch und anderen Lebensmitteln vom Fenster herunter und der ganze Inhalt lag verstreut auf der Straße. So war ich froh, als ich einige Monate später in ein Schwesternwohnheim nahe der Kinderklinik umziehen konnte. Das war ein großes Wohnheim, in dem nur wenige Leute wohnten, und ich war wieder der einzige, der dort kochte. Das Kochen war inzwischen für mich zum Hobby geworden, da ich viel Zeit hatte und es außerhalb der Arbeit in der Klinik keine andere Beschäftigung für mich gab. Es sprach sich bald herum bei den Schwestern und Kollegen, dass ich insbesondere orientalische Spezialitäten gut kochte, weshalb sich alle gerne zum Essen einladen ließen. Einige haben wohl auch sonst gerne von meinen orientalischen Spezialitäten probiert!

In der Hildesheimer Kinderklinik war das ärztliche Team recht klein – es bestand aus dem Chefarzt Dr. Dr. Hans Roos, dem Oberarzt Dr. Wolfgang Ziehme, einer Fachärztin und zwei weiteren Assistenzärzten.

Zunächst wurde ich von dieser Mannschaft herzlich aufgenommen. Mein erster Arbeitstag war der 1. Oktober 1976, ein Freitag. Der Chefarzt hatte eine Assistenzärztin beauftragt, mich in den Klinikalltag einzuführen. Als ich sie am Ende des Tages fragte, ob ich am folgenden Tag, dem Sonnabend, in die Klinik kommen könnte, meinte sie, das sei nicht nötig. Ich sollte lieber in die Stadt gehen und versuchen, die Stadt kennenzulernen. Dabei wäre ich gerne in die Klinik gegangen, zumal ich ohnehin auf dem Gelände des Krankenhauses wohnte und daran interessiert war, die Abläufe in der Klinik in Ruhe erleben zu können – aber ich richtete mich nach der Empfehlung der Kollegin und war an diesem Sonnabend nicht in der Klinik.

Am Montag früh bemerkte ich, dass der Chefarzt Dr. Roos über mich verärgert war – er hatte offensichtlich erfahren, dass ich am Wochenende nicht in der Klinik gewesen war. Er war richtig wütend und sagte, dass ich bereits am ersten Tag einen schlechten Eindruck machen würde. Ich schwieg und traute mich natürlich nicht, ihm mein Fernbleiben zu erklären.

Auch die folgenden Tage und Wochen in der Kinderklinik verliefen schwierig und für mich unangenehm. Der Chefarzt machte bei jeder Visite viele Anmerkungen oder stellte kritische Fragen, die ich zum Teil nicht vollständig verstand. Er gab mir jedenfalls das Gefühl, dass ich unfähig sei und die von mir erwarteten Leistungen nicht erbringen würde. Außerdem hatte Dr. Roos die Angewohnheit, insbesondere bei den Laborparametern, die für die Patienten angeordnet worden waren, penibel nachzufragen. Er wollte stets genau wissen, warum und weshalb bestimmte Untersuchungen und Maßnahmen notwendig gewesen waren und wollte die genauen Begründungen für die vom Stationsarzt angeordneten Untersuchungen erfahren. Ich konnte allerdings nicht immer die Gründe für die Untersuchungen im Einzelnen erklären, da mir – trotz meiner insgesamt verbesserten Sprachkenntnis – hier und da ein präziser Ausdruck fehlte. Übrigens war der Urinstatus die einzige Untersuchung, die wir ohne eine Begründung ihm gegenüber durchführen konnten.

Ausgerechnet bei meinem Chefarzt hatte ich Probleme, während die Visiten mit dem Oberarzt Dr. Ziehme besser verliefen, da ich ihn gut verstehen konnte. Seine Anforderung an mich waren eher gering, denn er wollte mir hauptsächlich die Routine und die üblichen Verfahren der Klink vermitteln. So stellte er kaum wissenschaftliche Fragen im Gegensatz zu meinem Chef, der das oft tat. Die schwierigen Visiten mit dem Chefarzt und seine Kritik und unangenehmen Kommentare hörten nicht auf, obwohl ich mich jeweils gut vorbereitet und auch viel gelesen hatte.

Jene Tage waren für mich immer wieder bitter und schmerzlich und ließen mein Selbstvertrauen sinken. Selbst meine intellektuellen Fähigkeiten, auf die ich vorher stolz war und wegen der ich gelobt und ausgezeichnet worden war, stellte ich in Frage. Offensichtlich war ich unfähig, meinen Weg im Ausland erfolgreich durchzuziehen, und ich bereute inzwischen auch meinen Wechsel von der Inneren Medizin in die Pädiatrie und warf mir das als dummen Fehler vor. Und immer öfter spielte ich mit dem Gedanken, meinen Weg in Deutschland abzubrechen und zurück nach Syrien zu gehen, um das ganze Leiden zu beenden.

Nachdem eines Tages die Visite mit dem Chefarzt besonders schwierig und unangenehm verlaufen war, ging ich zum Oberarzt und fragte ihn, ob der Chefarzt mich vielleicht gar nicht in der Klinik haben wollte; ich hätte den Eindruck, er sei mit mir und meiner Leistung unzufrieden. Falls dies der Fall wäre, würde ich lieber nach Gelsenkirchen zurückkehren. Dr. Ziehme lächelte und sagte mir, dass ich mir keine Sorgen zu machen brauchte, das wäre nun einmal die Art des Chefarztes, er würde es anfangs mit jedem neuen Assistenzarzt so machen, nicht nur mit mir. Ich solle mich gedulden und ruhig bleiben. Diese Erklärung beruhigte mich tatsächlich und ich wartete nun, dass sich meine Situation verbessern würde.

Und tatsächlich änderte sich meine Situation, als ein paar Wochen später Dr. Hohaus, ein neuer Assistenzarzt, anfing, der zwar wie ich ein Anfänger, allerdings deutlich älter war als ich. Bei den Visiten musste ich erleben, wie nun dieser neue (arme) Kollege heftige Wutausbrüche und Kritiken des Chefarztes ertragen musste, die teilweise noch viel heftiger und unangenehmer als bei mir waren. Ich lief kommentarlos mit und war – trotz meines Mitleids für den Kollegen – froh, dass ich nicht derjenige war, der das ertragen musste. Und so wurde ich seit dem Arbeitsantritt des neuen Kollegen in Ruhe gelassen und es gab kaum noch Kritik oder Anmerkungen in meine Richtung bei den Chefarztvisiten.

Nach etwa drei Monaten wurden die Chefvisiten sogar interessanter, der Chefarzt fing an, mich fast jedes Mal zu loben und einmal bat er mich sogar, für ihn einen englischen Begriff zu übersetzen. An diesen Begriff erinnere ich mich noch heute, es war »graft versus host reaction« (Reaktion des Empfängers gegen ein Transplantat). Als ich ihm den deutschen Begriff nannte, war er sehr glücklich und lobte mich noch einmal herzlich vor den anderen Kollegen bei der Besprechung.

Von nun an begann sich meine Lage zu verbessern, mein Selbstvertrauen wuchs und die Visiten des Chefarztes wurden für mich zum Genuss. Ich freute mich auf die Chefarztvisiten, war immer gut vorbereitet und kannte sämtliche Einzelheiten jedes Patienten, so dass ich auch jede Frage gut beantworten konnte.

Eine schöne Anekdote aus dieser Zeit ist mir noch in Erinnerung geblieben: Eines Tages diskutierte ich bei der Visite mit Chefarzt Dr. Roos über einen Patienten, bis er schließlich sagte: »Mein Lieber, bitte die Kirche im Dorf lassen!« Natürlich verstand ich nicht, was er damit meinte. Ich konnte keinen Zusammenhang zwischen Dorf und Kirche herstellen. Auch die anschließende Suche in meinem Lexikon ergab nur zwei Worte, die nichts miteinander zu tun hatten. Es hat lange Zeit gedauert, bis ich den Sinn dieses Satzes tatsächlich verstanden habe.

Von Dr. Roos habe ich noch einem anderen Ausspruch in Erinnerung: »Wenn Sie die Sonne sehen, suchen Sie bitte nicht nach den Sternen.« Das sagte er immer, wenn einer seiner Assistenten bei der Diagnosefindung das offensichtliche und klare Krankheitsbild nicht auf Anhieb erkannte, sondern stattdessen nach sehr seltenen oder exotischen Differentialdiagnosen zu suchen begann und sich in den Details verlor. Dr. Roos dagegen wollte, dass ein Arzt bei einer eindeutigen Erkrankung schnell und spontan reagiert und sich nicht lange um eine Diagnose drückt.

Dr. Roos war ein sehr belesener Arzt. Er hatte direkt neben seinem Büro eine besonders große Bibliothek, zu der nur er, nicht einmal der Oberarzt, Zugang hatte. Außerdem besaß er eine riesige Büchersammlung bei sich zu Hause, die ich sehen durfte, als ich ihn dort einmal besuchte. Und er war stolz darauf, ein Schüler des berühmten Pädiaters Professor Hans Kleinschmidt gewesen zu sein, einem der Väter der Pädiatrie.

Mit der Zeit wurde ich zum »Liebling« des Chefarztes; er begann, mich zu fördern und kopierte mir immer wieder wissenschaftliche Artikel aus Fachzeitschriften oder Büchern, die ich lesen und darüber in der Fortbildung berichten sollte. Dies gab meiner Motivation und meinem Selbstbewusstsein Auftrieb und ich fing nun selbst an, in Fachzeitschriften zu lesen und bot unaufgefordert an, darüber in der wöchentlichen Fortbildung zu berichten, was die Begeisterung meines Chefs und seine Unterstützung für mich noch erheblich steigerte. In dem Maße, wie sein Vertrauen in mich und meine Fähigkeiten wuchs, stieg meine Motivation, noch mehr zu lernen.

Einmal hörte ich von den Kollegen, dass es in der Inneren Abteilung unseres Krankenhauses einen persischen Arzt gäbe, den man »Bibliothek« nannte, weil er angeblich so belesen war, und dass er alles wisse. Ich war diesem Arzt im Krankenhaus nie begegnet, aber auf dessen Wissen und guten Ruf war ich richtig neidisch und nahm mir vor, ihm nachzueifern. Ich fing an, mich mit der medizinischen Literatur, mit Büchern und Artikeln, die ich sowohl von meinem Chef bekam als auch mir selbst besorgte, intensiv auseinanderzusetzen. Allerdings bemerkte ich bald, dass die Fülle der Informationen wie ein endloses Meer waren – je mehr ich las, desto größer wurde mein Gefühl, zu wenig zu wissen und noch mehr lernen zu müssen. Dennoch hat mir das Lernen viel Spaß gemacht. Ob ich schließlich ähnlich viel wusste wie der Kollege aus Persien, habe ich niemals herausfinden können.

Eines Tages absolvierte Christiane, die Tochter des Chefarztes, ein Schulpraktikum bei uns in der Kinderklinik. Sie erzählte mir, dass ihr Vater sogar zu Hause im Kreis seiner Familie von mir sprach und mich wohl sehr gerne mochte und dass dadurch die ganze Familie mich bereits kennen würde. Diese Mitteilung erfreute mich sehr und erhöhte noch mehr mein Engagement in der Klinik.

Meine ausgezeichnete Beziehung zu Dr. Roos setzte sich auch nach seinem Ausscheiden als Chefarzt aus der Kinderklinik fort. Zum 50jährigen Jubiläum der Hildesheimer Klinik wurden wir beide als ehemalige Mitarbeiter der Klinik eingeladen. Er wollte seinen Rundgang in der Klinik nur mit meiner Begleitung durchführen, was ich natürlich gerne tat. Außerdem besuchte er mich viele Jahre nach seiner Pensionierung, noch im Alter von 82 Jahren, in meiner neuen Klinik in Waldbröl, um sich nach meiner Lage zu erkundigen und sich von meinem Erfolg zu überzeugen. Damals erzählte mir Dr. Roos, dass er während seiner langjährigen Tätigkeit als Chefarzt zwar viele Kinderärzte ausgebildet hätte, aber er zu keinem eine so enge persönliche Beziehung aufgebaut habe wie zu mir. Er sei stolz auf mich und habe seiner Familie oft von mir erzählt. Den Kontakt mit seiner Familie habe ich auch nach seinem Tod weitergepflegt.

## Neue Zeiten mit Dr. Kerstan (1977–1981)

Am 1. Oktober 1977, ein Jahr nach meiner Ankunft in Hildesheim, wurde Dr. Roos pensioniert und verließ die Kinderklinik. Ich erinnere mich noch gut an die Übergabezeremonie, als sich Dr. Roos vor dem versammelten Publikum an den neuen Chefarzt Dr. Jürgen Kerstan wandte und sagte: »Herr Dr. Kerstan, ich übergebe Ihnen heute zwei wichtige Bereiche, die Kinderklinik und Herrn Dr. Hamid. Diesen Mann müssen Sie behalten und fördern!« Dr. Kerstan lachte, nickte mit dem Kopf und sagte: »Ja, das mache ich!« Die Worte von Dr. Roos klingen mir bis heute in den Ohren…

Mit dem neuen Chefarzt Dr. Kerstan begann ein weiterer, wichtiger Teil meiner Ausbildung in der Kinderheilkunde. Dieser Chefarzt beherrschte viele Bereiche der Kindermedizin und war darüber hinaus sehr aktiv und fleißig – ein »Allround«– Pädiater, keiner dieser hochspezialisierten Professoren, die nur eine Subspezialität beherrschen. Bei ihm konnte ich viel lernen. Er nahm mich gleich unter seine Fittiche, denn offensichtlich wollte er dem Ratschlag seines Vorgängers Dr. Roos folgen und mich fördern. Er ließ mir viel Freiheit bei der Arbeit, so dass ich meine Aktivitäten und meine Energie voll entfalten konnte.

Inzwischen kannte ich die Klinikroutine gut und konnte die jeweils notwendigen Maßnahmen anordnen und ergreifen. Da ich auf dem Krankenhausgelände wohnte, hatte ich mir angewöhnt, mich jeden Abend – auch wenn ich keinen Nachtdienst hatte – bei den Schwestern zu melden und sämtliche noch anstehenden Maßnahmen durchzuführen (Infusionen legen bei schwierigen Patienten u. ä.), so dass bei der Chefarztvisite am folgenden Tag die Kinder bereits versorgt waren. Die Bereitschaftsdienste in der Kinderklinik waren für mich mittlerweile zur Routine geworden; während ich anfangs durchschnittlich elf bis dreizehn Dienste übernommen hatte, waren es später manchmal sogar siebzehn Bereitschaftsdienste im

Monat. Selbstverständlich wurde darüber hinaus auch am Wochenende (Freitag, Samstag und Sonntag) gearbeitet.

In den folgenden Monaten entwickelte ich eine besondere Vorliebe für die Neonatologie und pädiatrische Intensivmedizin und fing an, dieses Gebiet systematisch in der Klinik zu etablieren. Damals war eine Intubation von Frühgeborenen oder asphyktischen Neugeborenen keine Selbstverständlichkeit. Übrigens führte auch Oberarzt Dr. Ziehme diese Maßnahmen weder selbst durch noch ordnete er sie an; ich hingegen konnte Intubationen durchführen und wurde deshalb gelegentlich außerhalb meiner Dienstzeit von den Assistenzärzten um Hilfe gebeten. Von diesen Vorfällen erfuhr auch Chefarzt Dr. Kerstan, er unterstützte mich zunehmend und schließlich deklarierte er mich nach bereits dreieinhalb Jahren in der Weiterbildung zum Funktionsoberarzt, obwohl ich zu diesem Zeitpunkt noch nicht Facharzt war.

Auch dadurch begann sich die anfänglich harmonische Beziehung zu meinen Oberarzt in eine Konkurrenzbeziehung zu wandeln. Zu Zeiten von Dr. Roos war Dr. Ziehme mein vorgesetzter Oberarzt gewesen, nun – unter Dr. Kerstan – durfte ich schon viele seiner Funktionen übernehmen und hatte noch dazu stets die volle Unterstützung unseres Chefarztes.

So versuchte Dr. Ziehme mitunter auf anderen Wegen mich zu stoppen, indem er mehrmals z. B. meine Visitenanordnung bei den Schwestern korrigierte oder die von mir angeordneten Therapiemaßnahmen komplett änderte. Diese Änderungen und Korrekturen ärgerten mich, auch weil sie medizinisch nicht zu begründen waren, sondern meiner Meinung nach nur den Zweck hatten, den Schwestern zu zeigen, dass ich Fehler machen würde. Daraufhin begann ich nun meinerseits, seine Korrekturen genauer zu überprüfen und sie mit den Richtlinien der Lehrbücher zu vergleichen. Ich ließ mich auf keine Diskussion mit ihm alleine ein, sondern brachte am nächsten Tag mehrere Bücher und Fachartikel zu der morgendlichen

Besprechung mit. Im Beisein des Chefarztes öffnete ich die Akten der Patienten, deren Behandlung vom Oberarzt verändert worden waren, um vor allen Assistenten und dem Chefarzt die Korrekturen des Oberarztes zu diskutieren. Es stellte sich schnell heraus, dass sein Vorgehen keinen wissenschaftlichen Hintergrund hatte und medizinisch unbegründet war, so dass Dr. Ziehme seine Korrekturen rückgängig machen musste und ich in meinem Vorgehen bestätigt wurde. Nach zwei oder drei dieser Diskussionen wies er keine Änderungen an meinen Visiten oder Anordnungen mehr an.

Ich befand mich bereits in meinem vierten Weiterbildungsjahr und war als »Funktionsoberarzt« faktisch schon als Oberarzt tätig. Als schließlich der Chefarzt anordnete, dass nicht der leitende Oberarzt, sondern ich ihn während seiner Abwesenheit vertreten sollte, war das für Oberarzt Dr. Zieme nicht mehr hinnehmbar. Er beantragte daraufhin seine vorzeitige Pensionierung und ich wurde offiziell zum leitenden Oberarzt ernannt, während meine bisherige Position von einem neuen Oberarzt, Dr. Reinhard Seidler, übernommen wurde.

Die Zeit, die ich in Hildesheim verbrachte, war eine sehr wichtige Phase in meinem Leben, in der ich wesentliche berufliche und private Erfolge erzielte. In einer für mich guten Arbeitsatmosphäre konnte ich mich gut und problemlos entfalten und beruflich wie auch gesellschaftlich viel erreichen.

Eine Anekdote, die ich nicht vergessen habe, war die Sache mit meinem Geburtstag. Als ich in der Klinik Fuß gefasst hatte und meine Beziehung zu den Schwestern harmonisch wurde, fragten sie mich immer wieder, wann ich eigentlich Geburtstag habe. Da das Geburtsdatum für mich von je her unwichtig gewesen war, konnte ich es ihnen gar nicht sagen. Ich musste also in meinem Personalausweis nachschauen, um diese Frage zu beantworten. Darüber amüsierten sich die Schwestern natürlich, denn sie hatten nicht geahnt, dass in meinem Kulturkreis ein Geburtstag nicht gefeiert wurde. Das hat sich inzwischen aber geändert. Jedenfalls beschloss ich auf Drängen der Schwestern, meinem »vermeintlichen« Geburtstag auch einmal zu feiern. Wie alle anderen wollte ich eine Flasche Alkohol zur morgendlichen Besprechung mitbringen und dann auch mit dem Chefarzt anstoßen. Da ich selbst keinen Alkohol trank und mich nicht auskannte mit den unterschiedlichen Sorten, suchte ich in einem Geschäft eine teure Flasche Alkohol aus – ich wollte ja etwas Gutes mitbringen. Am nächsten Tag brachte ich also diese Flasche samt Gläsern zu der morgendlichen Besprechung, erzählte, dass ich Geburtstag hätte, öffnete die Flasche und bat die Kollegen sich zu bedienen. Ich merkte, dass der Chefarzt und die anderen Kollegen grinsten, keiner wollte etwas trinken, aber keiner sagte auch etwas. Es stellte sich heraus, dass meine Flasche ein »Weinbrand« und kein Sekt war, den die Leute üblicherweise zum Geburtstag trinken. Das war mir natürlich peinlich. Die Kollegen haben dies mit Humor aufgenommen, einer von ihnen goss sich sogar sein Glass voll ein und trank davon während der Besprechung.

Dass es wesentlich und wichtig ist, das Vertrauen und den Respekt der Mitarbeiter zu gewinnen, haben mich meine beiden Chefärzte Dr. Roos und Dr. Kerstan gelehrt. Aber auch, dass ein erfolgreicher Chefarzt bereit sein muss, Verantwortung und Risiken selbst zu tragen und diese nicht an andere Personen zu delegieren, haben sie mir vorgelebt. Dass es notwendig ist, sich fortlaufend weiterzubilden und den neusten Stand der Forschung zu kennen, um den Mitarbeitern auch fachlich überlegen zu sein, war für sie ebenfalls selbstverständlich. So konnten sie Fachfragen eindeutig beantworten und mussten nicht auf Ausweichantworten zurückgreifen.

Bereits zu Beginn meiner Weiterbildung hatte ich festgestellt, dass eine gute Zusammenarbeit mit den Krankenschwestern ein enorm wichtiger Aspekt im Klinikalltag ist. Anfänglich misstrauten einige Schwestern meiner Art und Weise zu arbeiten. Weil ich bereits eigene Erfahrungen hatte, folgte ich manchmal einigen ihrer Ideen nicht und versuchte, meine Anordnungen gegen sie durchzusetzen, aber sie gingen schnell zum Oberarzt, um meine Anordnungen zu ändern. Also änderte ich mein Konzept und akzeptierte fast alles, was sie wollten, weil ich erkannte, dass die Schwestern auf Grund ihrer längeren Erfahrungen Vieles doch richtig einschätzten, was ich in meiner damaligen Lage als junger Assistenzarzt nicht beurteilen konnte. In kurzer Zeit wurde ich von den Schwestern sehr geschätzt und sie nahmen nun gerne und ohne jeglichen Widerstand meine Anordnungen entgegen; es entwickelte sich eine sehr herzliche Beziehung zu ihnen allen. Später konnte ich auch ihren Ideen widersprechen, sie gaben mir fast immer Recht. Ich war quasi zum Vorbild und Maßstab für sie geworden. Auch nach meinem Wechsel in eine andere Klinik – und bis heute – blieb meine herzliche Beziehung zu ihnen bestehen. Wenn ich heute nach Hildesheim komme, ist es mir weiterhin wichtig, mich mit möglichst vielen von ihnen zu treffen, insbesondere möchte ich hier erwähnen: Schwester Erika, Schwester Elke, Schwester Eva Marie, Schwester Christel, Schwester Gabi, Schwester Jutta und Schwester Gisela.

Zu den Besonderheiten, die mir in der Kinderklinik in Deutschland gleich auffielen, zählte die Besuchszeitregelung für Eltern bei ihren Kindern. Als ich noch in Damaskus arbeitete, nahmen wir dort, mit Ausnahme von Neugeborenen, kein Kind ohne seine Mutter oder seinen Vater stationär auf. Das war dort Usus. Deswegen war ich überrascht, dass in Hildesheim keine Eltern auf der Station geduldet wurden und die Eltern ihre Kinder bei uns stationär lassen mussten und sie nur einmal in der Woche, meist am Mittwoch und dann nur für ein paar Stunden, besuchen durften.

Als Dr. Kerstan seinen Dienst aufnahm, hob er das Verbot des Elternbesuchs auf und erlaubte auch, dass Eltern bei ihren Kindern übernachteten. Die Schwestern waren anfänglich skeptisch, mussten sich jedoch seiner Anweisung fügen. In dieser Zeit, also um das Jahr 1978, haben in Deutschland viele Kinderkliniken ihre Türen für die Eltern geöffnet und die Besuchszeiten liberalisiert.

Dr. Kerstan hat mich geprägt und gefordert – er bleibt für mich in vieler Hinsicht ein Vorbild. Er war sehr aktiv und ideenreich und beherrschte neben seinem Spezialgebiet der Kinder-Kardiologie viele andere Bereiche der Kindermedizin, wie z. B. die Kinder-Nephrologie, Kinder-Radiologie und Neonatologie. Das imponierte mir und spornte mich an, ebenfalls in vielen Bereichen der Medizin zu arbeiten und mich zu spezialisieren.

Dr. Kerstan wollte immer ein »Kinderzentrum« aufbauen, eine Idee, die ihn während seines gesamten beruflichen Lebens beschäftigte. Ich habe anfänglich nicht verstanden, wie und warum er aus unserer kleinen 50 Betten Klinik ein »Kinderzentrum« machen wollte, aber ich erkannte mit der Zeit, dass mein Chef von einer großen Idee und Vision träumte.

Anfang 1979 schickte mich der Chefarzt für insgesamt sechs Wochen nach Düsseldorf auf die Kinderintensivstation der Universitätsklinik, um dort in der Neonatologie und in der pädiatrischen Intensivmedizin Erfahrungen zu sammeln, damit ich eine Intensiveinheit in unserer Klinik aufbauen könne. Der Leiter der Intensivstation war der berühmte pädiatrische Intensivmediziner Professor Peter Lemburg. Er war einer der Pioniere auf diesem Gebiet in Deutschland und einer der wenigen, der in seiner Abteilung eine sehr gute neonatologische Intensivmedizin etabliert hatte.

In Düsseldorf also lernte ich als Hospitant viele intensivmedizinische Eingriffe kennen. Es waren im Wesentlichen die Durchführung von Intubationen, moderne Beatmungstechniken sowie die Durchführung der »Vena sectio« bei sehr kleinen Früh- und Neugeborenen. Letzteres habe ich dort so gut gelernt, dass ich es später in unserer Klink in Hildesheim eingeführt habe. Das Verfahren wurde allerdings mit der Zeit nicht mehr angewendet, da es technisch sehr kompliziert war. Als Alternative begannen wir mit dem Legen von zentralen Venenkathetern über periphere Venen an den Füßen, Ellenbeugen und sogar an der Kopfvene. Dieses Verfahren wurde in den 80er Jahren so populär, dass wir in unserer Klinik eine Studie darüber in der Fachzeitschrift veröffentlicht und auf der Jahrestagung der Neonatologie 1984 in Berlin (unter der Leitung von Professor Dr. Harald Schachinger) vorgestellt haben. Damals hatten wir umfangreiche Erfahrungen mit der »Silastik Katheter-Anwendung« und führten auch eine Studie durch über die »Rasterelektronenmikroskopische Untersuchung« an den Kathetern, um eine eventuelle Thrombenbildung an der Katheterspitze und am Rand des Katheters aufzuzeigen.

Das zweite und wichtigste Verfahren, das ich in Düsseldorf lernte, wurde mir durch den damaligen Stationsarzt der Intensivstation und späteren Chefarzt der Kinderklinik in Paderborn, Dr. Wolfgang Storm, vermittelt. Von ihm lernte ich, wie man Neugeborene ohne die »Magel Zange« intubieren kann. Diese Art der Intubation zeichnet sich dadurch aus, dass sie ohne Verletzungen der Uvula und des Gaumens des Neugeborenen durchgeführt wird. Diese Methode habe ich fast während der gesamten Zeit, in der ich Neu- und Frühgeborene intubierte, angewendet.

Während des Kurses in Düsseldorf lernte ich einen Kollegen aus Libyen namens Ibrahim Moussa Al Zubaidi kennen, zu dem sich eine lebenslange Freundschaft entwickelte. Mit ihm ging ich damals fast jeden Abend in die Altstadt von Düsseldorf, wo wir miteinander schöne Stunden verbrachten. Er war ein aktiver Arzt, der Deutschland nach seiner pädiatrischen Ausbildung verließ und in seine Heimat Libyen zurückkehrte, um dort an der Universität in Tripolis zu arbeiten. Er schaffte es, für mehrere Jahre Präsident der Universität zu werden; heute noch ist er dort als Dozent tätig.

Ich traf Moussa bei vielen deutschen und internationalen pädiatrischen Kongressen. Er ist für mich ein Paradebeispiel für einen erfolgreichen Arzt, der seine Ausbildung im Ausland machte, zu Hause wissenschaftlich weiter »am Ball bleibt« und sein Wissen fortlaufend durch die Teilnahme an nationalen und internationalen Kongressen aktualisiert. Ich wünschte mir, dass alle ausländischen Ärzte, die in Deutschland ihre Ausbildung beenden und in ihr Heimatland zurückkehren, sich an ihm ein Beispiel nähmen.

Durch den Besuch des Kurses in Düsseldorf erweiterten sich meine Kenntnisse in der Intensivmedizin deutlich und bestärkten mich darin, mich in der Neonatologie und pädiatrischen Intensivmedizin zu spezialisieren.

Unmittelbar nach dem Kurs habe ich angefangen, systematisch die Früh- und Neugeborenen zu intubieren und Langzeit zu beatmen. Eines meiner ersten Patienten war ein Frühgeborenes aus der 27. Schwangerschaftswoche mit 900 Gramm – es war ein Mädchen (Maren), das ich über mehrere Wochen beatmet habe. Dieses Mädchen hat sich danach ausgezeichnet entwickelt, sie wurde später eine erfolgreiche Anwältin in Hamburg. Mit ihr und ihren Eltern, Angelika und Ludwig, verbindet mich heute noch eine herzliche Beziehung.

Meine Tätigkeit im Bereich der Neonatologie bescherte mir viele Erfahrungen. Ich habe praktisch Tag und Nacht auf der Station gearbeitet, anfänglich als Stationsarzt, dann als »Funktionsoberarzt« und schließlich als Leitender Oberarzt. Ich wohnte quasi auf der Intensivstation. Mein Arbeitsplatz war vor einem Glasfenster, wo ich alle kleinen Intensivpatienten – wie auf einem Monitor – direkt sehen und wenn nötig schnell handeln konnte, wenn irgendwelche Störungen bei einem der Neugeborenen auftraten. Die Intensivstation betrachtete ich als meine Wohnung und dort passierte kein Schritt und keine Bewegung, ohne dass ich darüber informiert war. Auch Chefarzt Dr. Kerstan, der gerne alle Bereiche überprüfte, schaltete sich selten ein, wenn ich auf der Station war und irgendwelche Richtlinien oder Anweisungen festgesetzt hatte.

Mit der Zeit war ich zunehmend sicherer und kompetenter in der Behandlung von sehr kleinen Früh- und Neugeborenen geworden. Als in der Gynäkologie unseres Krankenhauses ein neuer Chefarzt,

Professor Dr. Hütter, begann, brachte er einen erfahrenen Leitenden Oberarzt, Herrn Meyer-Menke, als Perinatologen mit. Wir beide organisierten nun regelmäßige professionelle »staff meetings«, bei denen die Besonderheiten und Risiken aller Intensivfälle der Pädiatrie und Gynäkologie besprochen wurden. Solche Besprechungen sind heute als obligater Bestandteil der Perinatalen Zentren für Level I und II vorgeschrieben.

In dieser Zeit fügte es sich, dass auch viele schwerkranke Früh- und Neugeborene von weit her zu uns kamen. Das lag an den Notfalleinsätzen, die überwiegend oder ausschließlich von mir persönlich durchgeführt worden waren. So wurden Kinder aus einem bis zu 60 Kilometer großen Radius aus den umliegenden und weiter entfernten Städten, wie Gronau, Einbeck, Seesen oder Bad Harzburg nahe der Grenze zur damaligen DDR geholt. Da Bad Harzburg in der Winterzeit wegen Schnees sehr schwer erreichbar war, nahmen wir die Bereitschaftsdienste der Bundeswehr und deren Hubschrauber für Noteinsätze in Anspruch. Die Soldaten und Offiziere waren sehr glücklich, wenn ich sie für einen Noteinsatz rief, denn meist empfanden sie diese Aufträge als interessante Abwechslung und baten mich deshalb, dafür wieder eingesetzt werden zu dürfen.

Ich führte manchmal Noteinsätze durch, die heute undenkbar erscheinen. So erinnere ich mich an einen Noteinsatz, wo ich Zwillingsfrühgeburten der 29. Schwangerschaftswoche aus Gronau (Entfernung etwa 20 Kilometer von unserer Klinik) alleine mit einer unerfahrenen jungen Krankenschwester in unsere Klinik überführen sollte. Die Kinder wogen jeweils um die 1.100 Gramm und mussten beide intubiert und beatmet werden. Da ich nur einen Transportinkubator mit nur einem Beatmungsgerät hatte, schloss ich ein Kind an die Maschine an, das andere musste ich den ganzen Weg mit der Hand sanft »bebeuteln«[8], bis wir die Station erreichten

8 Bebeuteln – mit einem Gerät (dem Ambu-Beutel) Atemzüge an ein Baby geben.

und beide an die Beatmungsmaschinen angeschlossen werden konnten. Beide Kinder haben es gut und ohne Komplikationen überlebt.

Anfang der 80er Jahre steckte die Beatmung in der Neonatologie immer noch in den Kinderschuhen. Die Beatmungsgeräte waren auch noch nicht gut standardisiert. Einige Geräte hatten sogar keinen stufenlosen Sauerstoffmischer (es gab noch keine Möglichkeit, eine präzise Sauerstoffkonzentration zu geben), sie hatten nur drei Stufen von 21 Prozent, 50 Prozent und 100 Prozent, so dass ich mich manchmal bei der Sauerstoffgabe nach »Gefühl« bzw. nach Aussehen der Kinder und deren Hautfarbe (sauerstoffarm = blaue Hautfarbe, sauerstoffreich = rosige Hautfarbe) orientieren musste.

Eines Tages wurde ein schwerkrankes Neugeborenes bei uns eingeliefert. Als es plötzlich einen Pneumothorax (kleiner Lungenriss) entwickelte, musste ich schnell bei ihm eine Drainage legen. Da wir jedoch kein spezielles Besteck für einen Pneumothorax hatten, schloss ich das Kind an ein normales Absauggerät an und bastelte selbst Schläuche mit einem Katheter an das Absauggerät. Die Methode funktionierte gut, das Kind wurde rosiger und das System förderte Luft und Flüssigkeit aus dem Pneumothorax. Nach Stabilisierung des Zustandes des Kindes trat später plötzlich eine erneute Verschlechterung ein. Bei einer durchgeführten Röntgen-Aufnahme des Thorax zeigte sich ein zweiter Pneumothorax auf der Gegenseite. Nach Punktion habe ich den zweiten Pneumothorax mit einem Y-Stück mit dem ersten verbunden und beide Pneumothoraces an das Absauggerät angeschlossen. Die Methode funktionierte erstaunlicher- und glücklicherweise. Das Kind konnte mit seinem beidseitigen Pneumothorax insgesamt vier Tage lang mit dieser improvisierten Methode versorgt werden, bis der Pneumothorax schließlich heilte und die Schläuche schrittweise entfernt werden konnten. Das Kind hat es überlebt und entwickelte sich im weiteren Verlauf sehr gut. Dieses Beispiel zeigt tatsächlich, dass Not erfinderisch macht.

Meine Erfahrungen und mein Engagement in der Neonatologie festigten meine Position in der Klinik und ich wurde zu einem wichtigen Mitarbeiter der Intensivstation. Beim Umbau der Intensivstation der Neonatologie wurde für mich sogar ein fester Platz direkt vor der Glasscheibe installiert, was mir erlaubte, beim Lesen und Lernen alle intensiv therapierten Kinder, insbesondere beatmete Früh- und Neugeborene, unter Kontrolle zu haben.

## Verhaftung in Damaskus (1978)

Es gibt Ereignisse im Leben, die man nie vergessen kann. Von einem solchen Vorfall erzähle ich rückblickend heute mit Humor, obwohl er seinerzeit für mich äußerst bedrohlich erschien. Als ich in der deutschen Sprache sicherer geworden war und meine Existenzgrundlage in Deutschland gefestigt hatte, meine Arbeit gut lief und ich über ein regelmäßiges Einkommen verfügte, verspürte ich zunehmend Sehnsucht nach meiner Heimat, nach meiner Familie und meinen Freunden. Nach etwa zweieinhalb Jahren beschloss ich also, einen langen Urlaub in Syrien zu verbringen, auch weil ich wusste, dass meine Mutter die Minuten und Tage zählte, bis wir uns endlich wiedersehen würden.

Es war das Jahr 1978. Ich bestieg ein Flugzeug nach Damaskus und schon nach wenigen Minuten merkte ich, dass meine Erinnerungen und Träume vom Euphrat und Boussairah, von Damaskus und meiner alten Heimat vor meinem inneren Auge lebendig wurden.

Meine Maschine landete in Damaskus morgens gegen sechs Uhr an einem Ramadan-Tag. Als ich das Flugzeug verließ, atmete ich die saubere, klare Luft von Damaskus und fühlte mich wie neugeboren. Ich war wieder in meiner Heimat, ein wunderbares, unbeschreibliches Gefühl – fast wie ein Traum!

Weil am frühen Morgen nicht viele Maschinen landeten, wurden die Passagiere zügig und relativ schnell abgefertigt. Nachdem von allen Passagieren die Pässe eingesammelt worden waren, wurde man einzeln aufgerufen, die Daten wurden überprüft und danach konnte man die Kontrolle passieren. Obwohl ich meinen Pass frühzeitig abgegeben hatte, wurde mein Name nicht aufgerufen und man bat mich zu warten. Schließlich waren alle anderen Passagiere fort, nur ich alleine blieb übrig hinter der Passkontrolle. Langsam wurde ich unruhig und nervös und bekam ein ungutes, ein mulmiges Gefühl – ich ahnte, dass irgendetwas Schlimmes passieren würde.

Schließlich kam ein Polizist auf mich zu und sagte fast entschuldigend, dass er mich festnehmen und der Militärpolizei übergeben müsste. Da ich seit zweieinhalb Jahren vom Militärdienst als flüchtig gemeldet wäre, würde ich verhaftet und vor ein Militärgericht gestellt werden müssen.[9] Ich war schockiert und kollabierte vor Schreck beinahe, versuchte aber dann dem Polizisten zu erklären, dass dies ein Irrtum sein müsste; ich wäre doch im Militärdienst gewesen, sogar für einige Monate auch Offizier im syrischen Militär, dann wäre ich allerdings aus gesundheitlichen Gründen vom Militär befreit worden. Der Polizist wollte mich jedoch nicht weiter anhören und sagte mir, er könnte dies selbst weder beurteilen noch überprüfen, ich sollte meine Geschichte der Militärpolizei in Damaskus erzählen, denn dort könnten meine Angaben überprüft werden.

Aber zunächst musste ich warten – und das in einer Zelle. Zwei Stunden vergingen – und kein Militärpolizist erschien. Diese Wartezeit kam mir wie eine Ewigkeit vor und schien nicht enden zu wollen. So schlug ich dem wachhabenden Polizisten vor, auf meine eigene Rechnung ein privates Taxi zu mieten, das mich zur Militär-Polizei bringen sollte, damit dort die Vorwürfe und meine Angaben geprüft werden könnten. Mit diesem Vorschlag war der Polizist einverstan-

9 Der Vorwurf bezog sich auf mein verspätetes Erscheinen zu Beginn meines Militärdienstes.

den und schickte mich mit zwei Soldaten fort, allerdings beschlagnahmte er vorher meinen Pass!

Als wir schließlich auf dem Militärpolizeirevier in Damaskus ankamen, wurde ich – ohne dass irgendjemand mir auch nur eine Frage gestellt hatte – sofort in eine große Gefängnishalle gebracht, in der sich bereits viele Straftäter aufhielten. Meine Vorstellung, dass mein Problem hier schneller behandelt und geklärt werden würde, erwies sich als trügerisch. Ich begriff langsam, dass ich jetzt ein regelrechter Gefangener war und wie ein Verbrecher behandelt wurde.

In meiner Verzweiflung bat ich den Türwächter immer wieder, mich mit irgendeinem Offizier sprechen zu lassen, damit ich diesem meine Geschichte erzählen könnte, aber er sagte mir, dass er dazu nicht befugt wäre und sogar bestraft werden könnte, wenn er dies täte.

Die Zeit verging, es wurde Mittag und ich hatte bis dahin weder gegessen noch getrunken. Müde und erschöpft resignierte ich langsam, aber durch mein vieles Bitten und Betteln hatte der Türwächter irgendwann doch Mitleid mit mir. Ich hatte ihm außerdem erzählt, dass ich Arzt wäre, direkt aus Deutschland käme und natürlich hier irrtümlich gelandet wäre. So ging er doch das Risiko ein und fragte bei einem Offizier nach, der mich gleich zu sich befahl. Er hörte sich meine Geschichte an, konnte mich aber ohne das Dokument, das meine Befreiung vom Militär bestätigte, nicht gehen lassen. Dieses Dokument hatte ich in Deutschland bei meinen Unterlagen gelassen. Der Offizier schlug nun vor, mich zur Militärzentrale (Rekrutenzentrale) der Stadt Damaskus zu schicken, damit dort meine Angelegenheit geklärt werden könnte – vielleicht wäre ich dann schnell wieder frei.

Ich hatte gewisse Hoffnungen, dass das Problem jetzt doch bald gelöst werden könnte. Der Offizier schickte mich also mit zwei Soldaten zur Rekrutenzentrale, wo ein Beamter saß, der durch das Ramadan-Fasten offenbar müde und lustlos war und mich so schnell wie möglich wieder loswerden wollte – er meinte, er hätte keine Zeit, nach meinen Unterlagen zu suchen; außerdem wären diese Papiere sicherlich in meiner Heimatstadt Der-Ezzor, die etwa 500 Kilometer entfernt ist von Damaskus, und dort sollte ich nach meinen Papieren suchen.

Ich war bitter enttäuscht und wütend auf diesen fastenden, faulen Beamten, der – wenn er gewollt hätte – mein Problem sofort hätte lösen können, wenn er nur einen Blick auf das Zentralregister geworfen hätte, wozu er aber nicht bereit war. Ich konnte aber gar nichts tun und wurde wieder zurück zur Militärpolizei gebracht. Dort informierte mich nun ein Offizier, dass ich nicht direkt nach Der-Ezzor gebracht werden könnte, sondern den Militär-Vorschriften entsprechend erst nach Homs, dann nach Hama, von dort aus nach Aleppo und erst dann nach Der-Ezzor. Das Ganze könnte also einige Tage in Anspruch nehmen. Ein zusätzliches Problem war, dass zwei Tage später die Ferien wegen des Ramadanfestes beginnen würden, weshalb sich die ganze Prozedur auf eine Woche ausdehnen konnte. Während dieser Zeit wäre ich faktisch in Haft.

Nun verlor ich den Mut und begann wieder zu resignieren – abgesehen davon, dass ich immer noch nichts gegessen oder getrunken hatte. Der Offizier schickte mich – zum Glück ohne Handschellen – in Begleitung eines Soldaten nach Homs. Diese Vorzugsbehandlung genoss ich, weil er mir glaubte, dass ich Arzt sei und meine Angaben wohl stimmten, aber meinen Pass hatte er sicherheitshalber doch nicht mir, sondern einem begleitenden Soldaten anvertraut.

Das etwa 150 Kilometer entfernte Homs erreichten wir am frühen Abend gegen Sonnenuntergang. Der dort diensthabende Offizier musste sich nun ebenfalls meine Geschichte anhören, aber er erlaubte mir wenigstens, statt in einer Gefängniszelle in einem Nebenraum auf einem kleinen Sofa zu schlafen, das wäre nicht so schmutzig. Am folgenden Tag wollte er mich dann nach Hama weiterschicken. Ich war am Ende meiner Kräfte, legte mich hin und schlief vor Erschöpfung ein.

In der Zwischenzeit hatte sich meine Familie große Sorgen gemacht, weil ich mich nicht meldete. Mein älterer Bruder Mahmoud hatte schließlich von meiner Verhaftung erfahren und war mir nach Homs gefolgt. Er begann, mit einigen Offizieren zu telefonieren, bis sie die Erlaubnis gaben, mich direkt (und nicht wie eigentlich geplant über Hama und Aleppo) in meine Heimatstadt Der-Ezzor zu schicken. Dort sollte meine Angelegenheit so schnell wie möglich geklärt werden, damit ich freikommen könnte.

Nach etwa einer Stunde wurde ich also plötzlich geweckt, und meine Freude war groß, als ich hörte, dass mein Bruder da war, um mir zu helfen. Wir nahmen sofort ein Taxi und machten uns auf nach Der-Ezzor, wo wir am frühen Morgen des nächsten Tages ankamen. Mahmoud kannte den dortigen Chef der Militärpolizei, einen netten und zuvorkommenden Offizier, der mich sehr herzlich empfing. Sobald er hörte, dass ich Kinderarzt sei, bat er mich, am folgenden Tag sein kleines Baby zu untersuchen. Er schickte mich umgehend zur Behördenzentrale und ordnete an, meine Angelegenheit sofort zu klären. Dieser Offizier wurde später von den radikalen Muslim-Brüdern erschossen, weil er zu den Alawiten gehörte, einer Minderheit in Syrien, zu der auch Präsident Hafiz Al-Assad gehörte, der damals den Aufstand der Muslim-Brüder blutig niedergeschlagen hatte.

In der Behörde wurde festgestellt, dass tatsächlich noch ein formeller Haftbefehl gegen mich vorlag wegen meines verspäteten Erscheinens zum Militärdienst nach dem Medizinstudium, aber dass dieser Haftbefehl drei Tage nach meinem Einzug zum Militär aufgehoben worden war. Der Beschluss zur Aufhebung der Verhaftung war vom zuständigen Beamten in Der-Ezzor jedoch nicht an die Grenzpolizei des Landes weitergeleitet worden, sondern lag seit zweieinhalb Jahren noch auf einem Regal neben seinem Schreibtisch! Wegen seiner Nachlässigkeit hatte ich diesen Albtraum erleben müssen.

Für mich war es eine bittere Erfahrung: Ich habe erlebt, wie schnell man fälschlich in eine fatale Situation geraten und sich nicht wehren kann. In meiner Verzweiflung dachte ich zunächst daran, nie wieder nach Syrien zurückkehren zu wollen, sobald ich meinen Pass zurückbekäme. Aber meine Familie und mein Land lagen mir am Herzen und ich bin später – auch mit meiner Frau und den beiden Kindern – noch oft in meine Heimat gefahren.

Später hat sich meine persönliche Situation in Syrien noch ganz anders und zu meinem Vorteil entwickelt. Durch mein Engagement in der regierenden Baath-Partei, in der syrischen Emigranten-Organisation und in der Deutsch-Syrischen Gesellschaft sowie auf Grund meiner Nähe zur Syrischen Botschaft in Bonn entwickelte ich gute Beziehungen zu vielen verantwortlichen Persönlichkeiten im Militär und in der Syrischen Regierung. Diese Beziehungen machten mich später zu einer privilegierten Person, zu einem VIP, der heute eine besondere Betreuung erhält, sobald er den Flughafen erreicht. Für mich wurde oft der VIP-Bereich extra geöffnet oder ich wurde in Begleitung von staatlichen Beamten mit allen Ehren nach Hause gebracht. So bleibt meine damalige »Verhaftung« in Damaskus für mich lediglich eine schlechte Erfahrung in meinem Leben.

## Facharzt für Kinderheilkunde (1981)

1981 war meine Weiterbildungszeit in Hildesheim beendet und ich erhielt von der Ärztekammer meine offizielle Anerkennung als Facharzt für Kinderheilkunde. Mein Chef Dr. Kerstan wollte mich überreden, dauerhaft in Deutschland zu bleiben, da er wusste, dass ich eigentlich nach Syrien zurückkehren wollte. Als mich die Ausländerbehörde in Hildesheim darüber informierte, dass ich in absehbarer Zeit nach Hause zurückreisen müsse, denn mein Aufenthalt in Deutschland würde nicht mehr verlängert werden, teilte ich dies natürlich sofort auch meinem Chef mit. Aber er wollte mich um jeden Preis in seiner Klinik halten und daher fuhr Dr. Kerstan nun extra zur Bezirksregierung nach Hannover, um den zuständigen

Beamten davon zu überzeugen, dass mein Aufenthalt in Deutschland unbedingt zu verlängern sei. Er begründete seine Bitte mit dem Hinweis, dass ohne mich die Intensivstation der Kinderklinik in Hildesheim geschlossen werden müsse. Dr. Kerstan berichtete mir später, dass der betreffende Beamte überhaupt kein Verständnis für die Belange der Klinik gezeigt hätte und ihn aufgefordert hätte, doch einfach einen Ersatzarzt zu suchen.

Zu dieser Zeit war ich allerdings schon mit meiner Freundin Martina zusammen und wir bereiteten uns auf unsere Hochzeit vor. Ich konnte also meinen Chef beruhigen: Ich würde in Kürze heiraten und dann zumindest noch einige Zeit an seiner Klinik bleiben können. Darüber war er sehr glücklich.

## Weitere Spezialisierungen

### Epilepsie und EEG

Meine Arbeit in der Neonatologie bereitete mir viel Freude und ermunterte mich, meinen bisherigen Weg fortzusetzen. Mir wurde allerdings bald klar, dass die Kindermedizin fachlich breit gefächert ist – daher wollte ich nun auch die anderen Gebiete und Bereiche kennenlernen und mich weiter spezialisieren.

Vorbild für mich war mein Chef, der selbst auf vielen Gebieten der Pädiatrie aktiv war. So interessierte mich zunächst die Epilepsie-Diagnostik und Behandlung und ich wollte die Kunst des EEG lernen. Sicherlich spielte dabei meine eigene Vorgeschichte eine wichtige Rolle, da ich ja in meiner Kindheit selbst unter einer Epilepsie gelitten hatte. Ich besorgte mir also ein EEG-Lehrbuch und begann, die EEG-Kurven selbständig zu studieren. Das fand ich so interessant, dass ich beschloss, meine Kenntnisse weiter zu vertiefen, um am Ende ein EEG-Zertifikat zu erwerben und ein Ordentliches Mitglied der EEG-Gesellschaft zu werden. Um dies zu erreichen, müssen bestimmte Voraussetzungen erfüllt werden. Die wichtigsten davon sind, dass man mindestens 100 EEGs selbständig an Patienten abgeleitet hat; außerdem muss man nachweisen, dass man mindestens 1000 EEG-Kurven selbst analysiert und befunden hat. Dies alles soll unter der Leitung eines in der EEG-Diagnostik zugelassenen Arztes stattfinden und anhand von Dokumentationen und Büchern nachgewiesen werden.

Da mein Chef Dr. Kerstan kein EEG-Spezialist und somit auch nicht ausbildungsberechtig war, musste ich diese Ausbildung nach der regulären Arbeitszeit in einer anderen Klinik machen. Und so fuhr ich mehrmals in der Woche in eine etwa 60 Kilometer entfernt liegende Klinik im Harz, um dort an Patienten die erforderlichen 100 EEGs unter einem dafür zugelassenen Arzt abzuleiten. Der Kurs dauerte fast sechs Monate und die Fahrten mitten im Winter bei manchmal schweren Schneefällen und Schneeverwehungen waren nicht immer einfach. Ich war oft froh, dass ich wieder heil nach Hause gekommen und nicht im Schnee des Harzgebiets steckengeblieben war.

Um den theoretischen Teil des EEGs zu lernen und zu vertiefen, musste ich zusätzlich an einem zweimonatigen Intensivkurs an der Medizinischen Hochschule in Hannover (MHH) unter Leitung von Professor Kunkel, dem Leiter der Abteilung für Neurophysiologie, teilnehmen. Hier waren Präzision und Pünktlichkeit gefordert; ich musste dort jeden zweiten Tag um Punkt 14 Uhr eintreffen. Nach dem Kurs bin ich zurück nach Hildesheim gefahren, um dort meine reguläre Arbeit fortzusetzen.

Das Lernen des richtigen Interpretierens der EEG Kurven wurde noch vertieft durch einen weiteren Kurs im Krankenhaus der Stadt Celle, das 70 Kilometer von Hildesheim entfernt liegt. Alle Kollegen, die sich mit Epilepsie und dem EEG befassten, hatten ihre EEG-Kurven und Problemfälle mitgebracht und fuhren zu Dr. Bernd Bätz, dem einzigen Chefarzt einer EEG-Abteilung in Deutschland und einem der besten Kenner des EEGs bundesweit. Mit der Zeit perfektionierte ich meine Kenntnisse und konnte schließlich die Prüfung ablegen und Ordentliches Mitglied der Deutschen EEG-Gesellschaft werden.

Die Mitgliedschaft in der Deutschen EEG-Gesellschaft war wiederum eine Voraussetzung, um Epileptologe zu werden und ein »Zentrum zur Therapie der Epilepsie bei Kindern und Jugendlichen« leiten zu können. Mit meiner Qualifikation in der Epilepsie-Therapie konnte ich nun dieses Fach an der Klinik etablieren und Patienten mit Epilepsie-Erkrankungen behandeln. Mein Chef unterstützte mich und ließ mich uneingeschränkt auf diesem Gebiet arbeiten.

Meine Kenntnisse und Erfahrungen in der Epilepsie-Diagnostik und -Therapie wuchsen mit den Jahren. Während der Kongressbesuche konnte ich feststellen, dass es viele Wege und Möglichkeiten in der Therapie der einzelnen Epilepsieformen gibt. So wird in einigen Ländern zum Beispiel die Fokale Epilepsie auch mit Valproinsäure behandelt, was in Deutschland unüblich ist und quasi als kontraindiziert gilt. Später habe ich selbst angefangen, einige wissenschaftliche Arbeiten über die Therapie der Epilepsie zu schreiben und auf den großen Kongressen vorzutragen. Ein wichtiger Beitrag dazu, den ich bei der Jahrestagung der Epilepsie in Deutschland 1988 vortrug, handelt vom verspäteten Wirkungseintritt der Valproinsäure bei schweren Formen der Epilepsie und einer Therapiealternative zu Primidon bei komplizierten Fieberkrämpfen bei Kindern, wenn dieses Medikament nicht vertragen wird oder nicht wirksam ist. Diesen Beitrag habe ich 2001 auch in China auf dem Internationalen Kinderärzte-Kongress vorgetragen.

Während meiner Beschäftigung mit der Epilepsie erinnerte ich mich immer wieder an meine eigenen Epilepsie-Erfahrungen während meiner Kind- und Jugendzeit sowie an die Epilepsie meiner jüngeren Schwester, die zu ihrem frühzeitigen Tod führte. Ich konnte aber auch feststellen, dass ich mich unter vielen berühmten und erfolgreichen Personen, wie Michelangelo, Napoleon, van Gogh und Alfred

Nobel befand, die auch irgendwann in ihrem Leben eine Epilepsie durchgemacht hatten!

Die bei vielen Menschen vorherrschende Vorstellung, dass Epilepsie eine »geistige« oder psychische Erkrankung sei, ist absolut falsch. Es gibt sicherlich viele Epilepsie-Formen, die die geistige, kognitive und manchmal sogar die körperliche Entwicklung der Betroffenen dauerhaft beeinträchtigen und schädigen, ja sogar zerstören können. Aber dies geschieht nicht nur durch die Erkrankung, sondern oft auf Grund der Nebenwirkungen der Therapie. Die meisten Epilepsieformen entfalten jedoch ihre negativen Auswirkungen nur für eine bestimmte Zeit und heilen dann für immer aus. Dieses kann ich aus eigener Erfahrung bestätigen und konnte übrigens deshalb meine Patienten oft gut verstehen und beraten.

Ich habe bis heute noch nie von meiner eigenen Epilepsie-Erfahrung berichtet und somit werden viele überrascht sein, wenn sie dies hier und jetzt erfahren.

**Allergologie**

Offensichtlich stimulieren einige innere und auch äußere Faktoren unsere Orientierung in bestimmte Richtungen: Anfang der 80er Jahre entwickelte sich bei mir eine hartnäckige Allergie. Diese zeigte sich zunächst hauptsächlich im Frühling in Form einer saisonalen Rhinitis (Heuschnupfen) mit Juckreiz. In den weiteren Jahren traten die Symptome bei mir fast ganzjährig auf, allerdings mit Betonung auf den Früh- und den Spätsommer. Mit der Zeit wurden die Symptome heftiger und störten meinen Lebensrhythmus in hohem Maße. Wegen der verstopften Nase wurde ich manchmal mehrmals in der Nacht wach, was mich am folgenden Tag müde und erschöpft machte. Der Zustand wurde schlimmer, wenn ich ein Antiallergikum einnahm, um die Symptome zu lindern, und ich merkte, dass ich unkonzentriert, schläfrig und nicht mehr richtig aufnahmefähig war. Auch der Juckreiz erreichte zeitweise ein Ausmaß, das mein Leben unangenehm machte, denn ich stand zeitweise mehrmals in der

Nacht auf, um mich teilweise so stark zu kratzen, dass die Haut blutete. Meine Versuche, Spezialisten für eine Lösung meines Problems zu finden, brachten keinen Erfolg. Die Symptome wurden stärker und intensiver. So begann ich schließlich, mich selbst zu behandeln. Immer, wenn ich in einem Kongressbericht irgendetwas Neues las, versuchte ich dies bei mir selbst anzuwenden. Eine der Methoden, von der ich auf einem Kongress gehört hatte und von der ich dachte, sie könne mir helfen, war die mehrwöchige intramuskuläre Gabe von Immunglobulin einmal in der Woche; ich führte das an mir durch, aber außer Schmerzen brachte mir diese Behandlung nichts.

Meine eigene allergische Erkrankung war eindeutig der Grund, mich mit den allergischen Erkrankungen zu befassen. Ich wollte wenigstens mich selbst heilen, da ich keinen Arzt fand, der mir helfen und meine Symptome lindern konnte. Außerdem stellte ich fest, dass die Allergie eine sehr weit verbreitete Erkrankung in zivilisierten Gesellschaften ist und dass tatsächlich wesentlich mehr unserer Patienten an Allergien leiden als an Epilepsien oder neurologischen Erkrankungen. Deswegen gingen meine Überlegungen dahin, mehr Patienten zu akquirieren und diese Patienten an die Klinik zu binden.

Es war mein Ziel, mich mit den allergischen Erkrankungen in Theorie und Praxis intensiv zu beschäftigen. Deshalb begann ich, Fachkongresse überall in Deutschland zu besuchen, Literatur zu sammeln und auch eigene Testverfahren durchzuführen. Dabei war das erste Problem, das ich lösen wollte, mein eigenes; ich führte also bei mir selbst mehrere Prick-Teste durch und stellte fest, dass ich eine Allergisierung gegen die sogenannte Frühblüher-Birke, Haselnuss und Erle hatte, was meine frühsommerlichen Symptome erklärte aber nicht die Symptome außerhalb der Saison. Ich führte weitere Testungen durch, insbesondere die intrakutane Testung, und fand eine Allergisierung gegen diverse Schimmelpilzsorten. Aber meine Symptome ließen sich durch die Allergietestung allein nicht vollständig erklären. Ich erlebte auch nachts eine starke Verstopfung der Nase mit Kopfschmerzen und Unwohlsein, insbesondere wenn ich

Rotwein getrunken hatte oder manchmal, wenn ich eine bestimmte Sorte von Wurst, Käse, Nüssen oder Pistazien gegessen hatte. Das ließ sich durch die Testungen und meine vorliegende Allergie nicht erklären. Später habe ich erkannt, dass es sich bei diesen Symptomen am ehesten um eine Histamin-Intoleranz handeln könnte.

Meine allergischen Symptome wurden mit der Zeit heftiger. Da trotz meiner Versuche, eine symptomatische Behandlung durchzuführen, der Erfolg bescheiden war, beschloss ich, bei mir eine Hyposensibilisierung gegen die Frühblüher Birke, Hasel und Erle durchzuführen. Ich habe mich selbst für insgesamt ein Jahr injiziert. Unter der Therapie besserten sich die saisonalen Symptome einigermaßen, so dass ich nach einem Jahr die Therapie beenden konnte. Die ganzjährigen Symptome und der Juckreiz der Haut blieben bestehen.

Beim Besuch eines Fachkongresses der Allergologie erfuhr ich, dass es in Deutschland am Krankenhaus der Kamillianer in Mönchengladbach einen sehr renommierten Allergologen namens Dr. Wolfgang Jorde gab. Ich beschloss, mich bei ihm vorzustellen. Nachdem ich ihm am Telefon meine Symptome geschildert hatte, bat ich ihn, mich in seiner Klinik sowohl als Patienten, aber auch als als Hospitant aufzunehmen. Dr. Jorde war großzügig und akzeptierte meinen Vorschlag.

So war ich im April 1984 für insgesamt drei Wochen in seiner Klinik stationär aufgenommen. Während Dr. Jorde bei mir Visite machte, befand ich mich wie ein normaler Patient im Bett. Anschließend aber zog ich meinen Arztkittel an und konnte an den anderen Visiten mit ihm und seiner Mannschaft teilnehmen.

In diesen Wochen hatte ich so viel Freizeit, dass ich alle von ihm verfassten Bücher und Artikel lesen konnte, die er über allergologische Fragestellungen veröffentlicht hatte. Ich diskutierte viele Themen mit ihm und vertiefte mich so in die Allergologie. Dr. Jorde hatte sich damals sehr intensiv mit der Schimmelpilz-Allergie befasst und dazu Beiträge veröffentlicht. Man bezeichnete ihn als den »Papst der Schimmelpilzallergie« in Deutschland. Er organisierte regelmäßig eine große Jahrestagung für Allergologie in Mönchengladbach, an der ich selbst ab und an teilnahm.

Mein dreiwöchiger Aufenthalt in Mönchengladbach vertiefte meine Kenntnisse in der Allergologie deutlich; dort habe ich viele und seltene Krankheitsbilder sehen können. In dieser Klinik führte man täglich – wie am Fließband – manchmal über hundert verschiedene Testungen durch.

Nach mehrjähriger Beschäftigung mit der Allergologie hatte ich so umfangreiche Erfahrungen auf diesem Gebiet gesammelt, dass ich – nach einer mündlichen Prüfung – durch die Ärztekammer Nordrhein die Zusatzbezeichnung »Allergologe« erlangen konnte.

Nun hatte ich meine zusätzlichen Fachkenntnisse in der Neonatologie, im EEG und in der Epilepsie um einen weiteren Bereich, der Allergologie, vergrößert und damit befasste ich mich in den weiteren Jahren noch sehr intensiv.

**Teilnahme an Medizinischen Kongressen**

1980 hatte mich mein Chef Dr. Kerstan auf die Jahrestagung der deutschen Gesellschaft für Kinderärzte (damals in Bonn) aufmerksam gemacht und mich ermuntert, daran teilzunehmen; auch er wollte ebenfalls dorthin fahren. Ich fand die Idee reizvoll, auch weil sich so sein Vertrauen mir gegenüber zeigte. Während diesem Kongress stellte ich fest, dass sehr viele Kollegen aller Ausbildungsstufen und auch Ober- und Chefärzte anwesend waren. Es wurden freie Vorträge, Seminare, Kurse, Diskussionsrunden, Poster-Präsentationen und vieles mehr angeboten. Am meistens faszinierten mich die Einführungsvorträge bei der Eröffnungsveranstaltung, weshalb ich in den folgenden Jahren immer versuchte, schon bei der Eröffnung des Kongresses dabei zu sein. Ich stellte fest, dass man auf solchen Kongressen viel lernen und zwischen verschiedenen fachlichen Spezialbereichen wählen konnte. Manchmal laufen gerade diejenigen Veranstaltungen parallel, an denen man teilnehmen möchte, und eigentlich möchte man überhaupt zu mehreren oder allen gehen. Neben dem umfangreichen medizinischen Programm hat man gute Gelegenheit, sich die »großen Namen« der Autoren und Professoren anzuschauen, die unsere Lehrbücher schreiben. Während der Diskussionen kann man außerdem beobachten, wie versiert und sicher der eine oder andere Spezialist ist. Nebenbei bieten Kongresse eine gute Gelegenheit, sich mit Kollegen von anderen Kliniken auszutauschen, um zu erfahren, was bei ihnen eventuell anders gemacht wird; und so findet ein Erfahrungsaustausch statt.

Die Erfahrungen meines ersten Kongressbesuchs waren für mich sehr lehrreich und zielführend. Ich stellte fest, dass ich auch deshalb viele Inhalte nicht richtig verstehen konnte, weil ich von den Themen kaum etwas wusste oder keine Vorkenntnisse hatte. Da ich erstmals an einem so großen Kongress teilnahm, war ich wegen der Fülle der angebotenen Themen wie verloren und wusste nicht, wie ich mich so schnell für einen Vortrag oder ein Seminar entscheiden sollte.

Auch bei späteren Kongressbesuchen kam ich mir oft verloren vor, wenn ich mich nicht entscheiden konnte für den einen oder anderen Vortrag, denn im Grunde wollte ich zu allen Veranstaltungen gehen. In den folgenden Jahren entwickelte ich für mich eine neue Strategie für den Besuch weiterer Kongresse. Der erste Schritt war, dass ich das Programm lange vorher studierte und die Themen, die mich interessierten, vorweg markierte und mit anderen Themen, welche in den nachfolgenden Stunden stattfanden, koordinierte. Ich stellte mir quasi ein Tagesprogramm zusammen. Bei den Themen, die mich interessierten, von denen ich aber noch keine ausreichenden Vorkenntnisse hatte, bereitete ich mich vorab vor, so dass ich dann auch die Abkürzungen und die Bedeutung bestimmter Zusammenhänge in den Vorträgen besser verstehen konnte. Diese Vorarbeiten machte ich häufig während der langen Bahnfahrten zu den Kongressen.

Am Ende des Kongresses fasste ich dann meine Notizen zu den verschiedenen Themen zusammen und schaute in entsprechenden Büchern nach, um die einzelnen Vorträge für meine Kollegen in der Klinik aufzubereiten. Später habe ich mir angewöhnt, sogenannte »take home messages« für mich aufzuschreiben, in denen ich die mir neuen Fakten in wenigen Sätzen zusammenfasste – eine Art intensiver Zusammenfassung. Auf diese Weise sammelten sich mit den Jahren kontinuierlich neue Daten und Fakten an.

Da die Jahrestagung der Deutschen Gesellschaft für Kinderheilkunde (DGK) – später Deutsche Gesellschaft für Kinderheilkunde und Jugendmedizin (DKGJ) – in ihren Inhalten das gesamte Spektrum der Kindermedizin abdeckte und weil ich mich sowieso für mehrere Gebiete und Subspezialitäten interessierte, bot mir diese Tagung eine ausgezeichnete Gelegenheit, meine Kenntnisse in vielen Bereichen aufzufrischen bzw. Vieles neu zu lernen. Die Bedeutung und Wichtigkeit dieser Tagungen hat mich in den folgenden Jahren veranlasst, mich bereits unmittelbar am Ende der Kongresses schon auf den nächsten Termin vorzubereiten und mir auch frühzeitig schon ein Hotel am Austragungsort, möglichst neben dem Kongresszentrum und mit besten Preisen zu reservieren, meine Kongressgebühren in der Frühphase günstig zu bezahlen und wenn nötig auch schon einen Flug zu reservieren, so dass ich manchmal fast die Hälfte der Kosten des Kongresses sparen konnte. Tatsächlich entstand auf diese Weise auch eine gewisse Kongress-Routine und seit dem ersten Kongress 1980 habe ich bis heute keine einzige Jahrestagung unserer Gesellschaft verpasst. Natürlich ist mir klar, dass nicht jeder Arzt in der Lage ist, dies so zu organisieren wie ich, da nicht jeder über seine Zeit und Möglichkeiten so verfügen kann. Manchmal lässt es auch der Dienstplan nicht zu. Da ich aber sehr früh Chefarzt wurde, war dies für mich eben machbar. Dennoch glaube ich fest daran, dass jeder Arzt die meisten dieser Kongresse besuchen könnte, wenn er wirklich wollte.

Da ich mich in den weiteren Jahren für mehrere Subspezialitäten interessierte, insbesondere für Neonatologie und Pädiatrische Intensivmedizin, Epileptologie und Allergologie, habe ich versucht, auch an deren Kongressen und Jahrestagungen regelmäßig teilzunehmen, was mir allerdings nur partiell gelungen ist.

1989 nahm ich erstmals am »International Congress of Pediatrics« in Kairo teil, zu dem Kinderärzte aus vielen Ländern aller Kontinente kommen. Diese Kongresse sind englischsprachig und finden in der Regel alle drei Jahre an unterschiedlichen interessanten Orten statt, wie Kairo, Amsterdam, Peking, Athen oder Cancun. Während solcher Kongresse wurde mir klar, dass einige Methoden, Verfahren und Therapiemaßnahmen manchmal sehr auseinander liegen. Es gibt Therapieverfahren in Indien oder anderen Ländern, die bei uns in Deutschland unbekannt oder auch nicht akzeptiert sind. Dadurch begann ich zu verstehen, dass nicht alles, was in unseren Lehrbüchern steht, immer »heilig und unantastbar« ist und dass viele Wege zum Erfolg führen können. Ich lernte, dass man viele »Dogmen« bisweilen relativieren muss, was manchmal meine jungen Kollegen nicht verstehen können, da in unseren Lehrbüchen oft anderes oder sogar das Gegenteil steht.

An weiteren Kongressen nahm ich mit eigenen Beiträgen, wie Vorträgen oder Präsentationen aktiv teil. So habe ich wissenschaftliche Vorträge auf den Kongressen in Amsterdam, Peking und Cancun gehalten. Ich kann meine jungen Kollegen nur ermuntern, an solchen Kongressen teilzunehmen. Denn nur dadurch können sie ihren Horizont und ihre Fähigkeiten erweitern, über den Tellerrand hinausschauen und sich an ein universelles Denken gewöhnen.

Später als Chefarzt besuchte ich fast regelmäßig die Tagungen der »Endocrine Society«, welche jährlich in den USA stattfinden, sowie viele andere Kongresse zum Thema Endokrinologie und Diabetes Mellitus in Deutschland, Europa und den USA. Durch die Kongresse wurde mein Interesse an diesem wichtigen Gebiet der Medizin geweckt und ich habe mich für dieses für mich neue Spezialgebiet engagiert, da es einen wichtigen Teil meiner ambulanten Tätigkeit in der Klinik und Ambulanz ausmacht. In den folgenden Jahren bot sich die Möglichkeit, im Rahmen der Übergangsregelung und nach einer Prüfung durch die Ärztekammer Nordrhein eine Subspezialisierung in diesem Gebiet zu erlangen. Somit konnte ich zu meinen bisherigen Spezialisierungen eine neue Subspezialität erwerben.

Ich gewöhnte mir an, bei fast jedem Kongress frühzeitig Fragen zu stellen und zu kommentieren, um die vielen anderen Kollegen auch zum Nachfragen zu motivieren. Durch dieses Auftreten wurde ich im Kreis der Kollegen bekannt als derjenige, der immer fragt und kommentiert. Ich habe sicherlich meine Fragen nicht gestellt, um zu imponieren oder bewundert zu werden, sondern weil ich in den verschiedenen Gebieten, die ich vertrete, und auf den vielen Kongressen, die ich besuchte, umfangreiche Erfahrungen und Kenntnisse gesammelt habe, so dass ich fast immer etwas beizutragen habe.

Seit 1982 beziehe ich das Buch »year book of pediatrics«. Ich meine, dass dieses Buch weltweit das beste ist, was es überhaupt in der Kindermedizin gibt. Es besteht aus einer jährlichen Ausgabe mit einer Zusammenfassung der wichtigsten Veröffentlichungen und Beiträgen der einzelnen Allgemein- und Subspezialtäten der gesamten pädiatrischen Fachgebiete des vergangenen Jahres. Jeder Zusammenfassung folgt eine interessante und fundierte Kommentierung der einzelnen Beiträge. Die Ausgaben dieses Buches lese ich seit 1982 mit Genuss – sehr oft am Abend vor dem Schlafengehen oder während meiner Freizeit. Die Inhalte versuche ich meinen Assistenten bei unseren regelmäßigen Fortbildungen zu vermitteln. Ich empfehle jedem Pädiater diese Lektüre, wenn er sich auf seinem Fachgebiet fit halten will.

Vor kurzem habe ich versucht, alle medizinischen Kongresse, Fortbildungsveranstaltungen und Seminare zusammenzustellen, die ich im In- und Ausland während meiner bisherigen Tätigkeit besucht habe; darüber hinaus habe ich auch meine wissenschaftlichen Beiträge und Publikationen zusammengestellt. Ich konnte 267 Kongressbesuche erfassen, in 44 davon habe ich Referate gehalten und außerdem 18 wissenschaftliche Beiträge veröffentlicht.

Wenn ich jetzt zurückblicke, stelle ich fest, dass Kongressbesuche und Fortbildungsveranstaltungen während meiner Zeit als Assistenzarzt, Oberarzt und auch später als Chefarzt eine der wichtigsten Elemente meiner Aus- und Weiterbildung waren. Neben meinem kontinuierlichen Studium von Fachzeitschriften und Fachbüchern hatten die vielen Veranstaltungen im In- und Ausland den positiven Nebeneffekt, viele Länder und Gegenden kennenzulernen. Diesen Aspekt sollte man nicht vernachlässigen. Denn neben dem Beruflichen und Wissenschaftlichen darf man die gesellschaftlichen Aspekte nicht vergessen, sondern muss auch sie berücksichtigen und pflegen, sollte Kontakte zu Kollegen und anderen Menschen knüpfen, und das Land und den Ort des Kongresses kennenzulernen. Die unterschiedlichen Belange des Lebens müssen parallel und nicht nacheinander laufen, denn die Zeit läuft weiter und kann nicht angehalten oder zurückgeholt werden. Das berufliche und das Privatleben sollten meiner Meinung nach miteinander verbunden sein, denn das berufliche Leben hat einen wichtigen Anteil am Privatleben.

## Mein Privatleben in Hildesheim

1980 lernte ich meine Frau Martina kennen. Sie war damals noch ein junges Mädchen von 18 Jahren, die das Gymnasium in Hildesheim besuchte. Ihr Bruder war Patient auf meiner Station, weil er an einem Herzfehler im Zusammenhang mit einer Trisomie 21 litt. Zwischen Martina und mir entwickelte sich schnell eine Freundschaft und schon ein Jahr später wollten wir heiraten.

Da ich damals noch keine deutsche Staatsangehörigkeit besaß, konnten wir in Deutschland nicht regulär heiraten. Die deutschen Behörden verlangten von mir u. a. eine Bescheinigung vom syrischen

Ministerium des Innern, dass dort unsere Heirat akzeptiert würde. Ein solches Zeugnis von einem Syrischen Ministerium zu erhalten, war nicht möglich. Deswegen entschlossen wir uns, in Dänemark an der deutsch-dänischen Grenze in einem kleinen Städtchen namens Tønder zu heiraten, wo es keine lästigen behördlichen Anforderungen gab. Trotzdem war aber unsere Heirat in Deutschland gültig. Ein Jahr später heirateten wir auch noch in Syrien nach der syrisch-arabischen Tradition.

Wir waren sehr glücklich, als im November 1985 unser erster Sohn Feras in Hildesheim zur Welt kam. Damals wohnten wir im Margaretenweg, mitten in der Stadt. Da ich mich in der Klinik wohl fühlte und ich meine Arbeit dort sogar fast als Lebensstellung ansah, hatten wir auch vor, ein eigenes Haus zu kaufen, aber unsere Versuche scheiterten. Im Nachhinein war das vorteilhaft, weil ich dann vielleicht keine Ambitionen mehr nach einer weiteren Karriere und Veränderung gehabt hätte.

Meine Frau Martina hat und hatte volles Verständnis für mein großes Engagement in meinem Beruf. Insbesondere akzeptierte sie ohne große Diskussionen, dass ich zu Kongressen im In- und Ausland fuhr und dass ich oft doch erst recht spät von der Arbeit nach Hause kam. Für sie war es wohl auch kein Problem, dass ich sehr viele Wochenenden in der Klinik verbringen musste und deswegen mit ihr nicht ausgehen konnte. Bevor unsere Kinder geboren waren, hatte sie mich manchmal zu auswärtigen Kongressen begleitet, aber danach wurde das schwierig. Ich glaube, dass ohne ihre Duldung und ihr Verständnis für meine häufige Abwesenheit sich meine Erfolge in der Klinik nicht gleichermaßen eingestellt hätten. Es ist eben nicht selbstverständlich, dass man so oft unterwegs ist, während die Frau alleine die Kinder hütet und versorgt. So war meine Frau im Grunde die Leidtragende, die ermöglichte, dass ich mich beruflich weiterbilden und schließlich erfolgreich sein konnte. Es war übrigens auch für mich sehr wichtig, dass meine

Frau meine Bemühungen, den Kindern meine arabische Sprache beizubringen, uneingeschränkt unterstützte.

Durch mein intensives Lernen und Arbeiten benachteiligte ich aber nicht nur meine Frau und meine Familie. Ich vernachlässigte auch meine Hobbies: Wenn ich abends manchmal ein interessantes Buch lesen wollte, lag stattdessen neben meinem Bett das »year book of pediatrics« oder ein Fachartikel, den ich unbedingt lesen musste.

Mein Berufsleben in Hildesheim verlief mittlerweise gut und erfolgreich. Ich fühlte mich wohl in der Klinik und in meiner Umgebung. Wenn ich in der Stadt spazieren ging, begegnete ich vielen Menschen, die mich immer herzlich und freundlich begrüßten, da sie mich aus der Klinik kannten. Ein besonderes Ereignis waren 1981 die ersten Sechslinge Deutschlands, die in unserer Klinik geboren und versorgt wurden. Die Fotos der Kinder waren auf den Titelseiten der regionalen und überregionalen Zeitungen zu sehen. Dieses seltene Ereignis ging damals durch alle Medien, Hildesheim war in aller Munde und unsere Klinik und mein Bekanntheitsgrad in Hildesheim stiegen.

Trotz meiner guten Situation in der Klink prüfte ich immer wieder »interessehalber«, ob vielleicht noch eine bessere Position in einem anderen Krankenhaus angeboten wurde. Aber nach Vorstellungsgesprächen in mehreren Kliniken, u. a. in Witten, in Aalen, in Ahlen und auch in Euskirchen wurde mir klar, dass meine Stelle in Hildesheim und meine Position dort tatsächlich viel besser waren, als es in anderen Kliniken möglich gewesen wäre. So blieb als einziger Grund, Hildesheim und die Klinik dort zu verlassen, die Möglichkeit und auch der Traum, eine Chefarztposition zu übernehmen. Denn trotz meiner Zufriedenheit und meiner Erfolge als Oberarzt träumte ich davon, ein Chefarzt zu werden. Schließlich war ich in der Schule der beste Schüler und auf der Universität einer der besten Studenten gewesen. Ich fragte mich, ob Chefärzte in Deutschland fleißiger, intelligenter und arbeitsamer als ich wären, aber mir war natürlich klar, dass dieses Ziel in Deutschland schwierig, vielleicht sogar unmöglich zu verwirklichen war. Allerdings wusste ich noch nicht, ob ich tatsächlich dauerhaft in Deutschland bleiben oder doch nach Syrien zurückkehren wollte.

## Arbeitsmöglichkeit in Saudi-Arabien

Eines Tages erfuhr ich durch die Medien, dass in Saudi-Arabien ein Chefarzt für eine Kinderklink gesucht wurde. Es handelte sich dabei um eine von drei »Deutschen Kliniken« in Saudi-Arabien, die nach deutschem Muster und der deutschen Systematik arbeiteten. Eine dieser Kliniken lag ganz im Norden in Richtung Jordanien, nicht so weit von der syrischen Grenze entfernt. Für mich schien das ideal zu sein, denn ich könnte meinen Traum verwirklichen, Chefarzt zu werden und außerdem noch in der Nähe meiner Heimat Syrien arbeiten – hatte ich doch immer davon geträumt, wieder dorthin zurückzukehren, um dort dauerhaft zu leben und zu arbeiten und damit auch den Wunsch meiner Mutter erfüllen zu können.

Also bewarb ich mich für die Stelle und erhielt kurz darauf von der GTZ (Gesellschaft für Technische Zusammenarbeit)[10] eine Einladung, nach Frankfurt/Main für ein ganztägiges Vorstellungsgespräch zu kommen. Ich sollte auch meine deutsche Frau mitbringen, denn man wollte festzustellen, ob sie den Aufgaben und dem Leben in Saudi-Arabien gewachsen wäre.

Die GTZ war von mir sehr begeistert, da ich neben der guten deutschen Qualifikation über exzellente Kenntnisse der Geographie und der Region, der Sprache, der Gewohnheiten und der Kultur der Menschen in Saudi-Arabien verfügte. Ich war für sie ein Glücksfund, denn viele Ärzte wie mich gab es in Deutschland nicht. Nach den

10 Gesellschaft der deutschen Bundesregierung, die die Aktivitäten der deutschen Einrichtungen im Ausland koordiniert.

sehr ausführlichen Gesprächen konnten wir eine Einigung erzielen: Das Gehalt war sehr gut, es lag damals bei 9.000 DM / ca 4.500 € und auch ein Zuschuss für eine Wohnung sowie ein jährlicher kostenloser Flug nach Deutschland wurden gewährt. Meine Unterlagen wurden nach Saudi-Arabien geschickt, um ein Visum zu besorgen. Ich sollte darauf vorbereitet sein, schon in den nächsten Wochen dorthin zu fliegen. Meine Frau war auch bereit mitzukommen.

Anfänglich hatte ich mich auf diese Position sehr gefreut. In der Wartezeit fing ich an, mich über die Arbeitsbedingungen in Saudi-Arabien zu informieren. Leider bekam ich von vielen meiner Freunde und Bekannten, die dort gearbeitet hatten, ein überwiegend negatives Bild vermittelt. Insbesondere, dass die saudischen Behörden mich als Syrer und nicht als Deutschen behandeln würden, beunruhigte mich. Bei Unstimmigkeiten hätte ich zudem dort keine Chance, meine Rechte einzufordern oder zu erlangen.

Daher beschloss ich, meine Bewerbung wieder zurückzuziehen – und so platzte der Traum vom Chefarzt und von der Nähe zu meiner Heimat Syrien.

## Überlegungen zur Lebensplanung für ein Leben in Deutschland: Niederlassung oder Klinikkarriere?

In der Kinderklinik Hildesheim hatte ich mich anfangs besonders für Hämatologie und Onkologie interessiert. Das lag daran, weil in unserer Klinik einige Patienten mit Leukämie behandelt wurden. Nachdem der Oberarzt mir häufig Blut-Ausstriche von diesen Patienten erklärt hatte, begann ich, Knochenmarkpunktionen bei Patienten auch selbst durchzuführen und die Ausstriche selbst zu befunden. So entwickelte ich in kurzer Zeit eine Vorliebe für die Hämatologie-Onkologie – in dieser Zeit befand sich auf meinen Schreibtisch statt eines PCs ein Mikroskop.

In den folgenden Jahren richteten sich meine medizinischen Interessen aber auch auf andere Gebiete, obwohl eine gewisse Vorliebe für dieses Fach blieb.

Eines Tages sah ich eine ausgeschriebene Stelle für die Hämatologie-Onkologie an der Universitäts-Kinderklinik in Frankfurt bei Professor Dr. Bernhard Kornhuber. Als ich mich bei ihm bewarb, rief er mich kurz darauf persönlich an und ermunterte mich, die Stelle anzunehmen mit der Aussicht auf eine spätere Habilitation bei ihm.

Das Angebot war verlockend, aber es kam ausgerechnet zu dem Zeitpunkt, als unser Oberarzt kündigte und mein Chef mir dessen Stelle als Leitender Oberarzt anbot. Ich musste nun die Argumente und Gegenargumente abwägen. Unter anderem wurde klar, dass mein Gehalt an der Universität deutlich geringer ausfallen würde, weshalb ich das Angebot von Professor Kornhuber doch nicht annahm. Außerdem strebte ich statt der hochspezialisierten Weiterbildung an der Universität eine breitgefächerte Weiterbildung in einem normalen Lehrkrankenhaus an. Tatsächlich habe ich mir anstelle der Habilitation in einem schmalen Gebiet viele Zusatzweiterbildungen erarbeitet, um Chefarzt werden zu können. Als ich später ohne Habilitation Chefarzt wurde, habe ich mir verziehen, damals die Chance, Professor zu werden, ausgeschlagen zu haben.

Eines Tages fragte mich die Chefärztin einer Kinderklinik aus der Kleinstadt Gronau in der Nähe von Hildesheim, ob ich sie zwei Wochen lang vertreten könnte. Es handelte sich um eine Art »Mini Kinderklinik« ohne Intensivmedizin und Neonatologie mit insgesamt 20 Betten. Ich sagte spontan zu, denn die Aufgabe reizte mich. In diesen zwei Wochen musste ich täglich tatsächlich 24 Stunden in der Klinik anwesend sein und arbeiten, ohne dass ich einmal nach Hause gehen konnte – ich alleine war die ganze Zeit für alles verantwortlich. Letztlich hat sich diese Vertretung für mich in vielerlei Hinsicht gelohnt: Einerseits konnte ich zwei Wochen lang als Chef arbeiten und merkte, dass ich für eine solche Aufgabe gut geeignet war. Anderseits hatte ich so viel Geld verdient, dass ich davon für uns ein kleines Auto, einen Opel Corsa, kaufen konnte.

Einige Monate später bot sich die Gelegenheit einer Praxisvertretung in Köln-Porz für einen Kinderarzt und Allergologen, wo ich drei Wochen arbeitete. Der Praxisinhaber war von meiner Arbeitsweise so begeistert, dass er mir seine Praxis zur Übernahme anbot. Dieses Angebot war interessant und vor allem mit über 1500 Scheinen (Patienten) und einem Kaufpreis von nur 50.000 DM / 25.000 € ideell und materiell sehr attraktiv. In der Zeit der Praxisvertretung hatte sich allerdings meine Vermutung bestätigt, dass in einer Praxis im Wesentlichen »Routinefälle« behandelt werden. Der überwiegende Teil meiner Arbeit bestand also aus der Behandlung von einfachen und unkomplizierten Erkrankungen und von Vorsorgeuntersuchungen. Die tatsächlich interessanten Fälle sieht man dort eben nicht jeden Tag und die schwierigen und komplizierten Fällen müssen in die Klinik geschickt werden. Das war nicht meine Vorstellung von »komplexer Medizin« mit ihren schweren, unklaren Krankheitsbildern, deren Behandlung oftmals langwieriges Forschen und Nachschlagen in der Literatur erfordert. Ich wollte mich mit interessanten Krankheitsbildern beschäftigen, die nicht schnell und ohne nachzudenken zu erkennen und zu behandeln sind. Da ich damals die Neonatologie über alles liebte, wollte ich weiterhin meine Intensivmedizin mit den »Frühchen« betreiben, was in einer Praxis nicht möglich gewesen wäre. Außerdem hatte ich immer davon geträumt, mein Wissen und meine Erfahrung auch an andere Mediziner und Studenten weiterzugeben und ein Art »Dozent« zu sein. Meine Vorbilder dafür waren zum einen Said Mussa, Professor im Fach Histologie, und zum anderen Leon Fahdi, Professor für Innere Medizin, an der Universität in Aleppo – ihre Art der Vorlesungen faszinierte mich damals und auch heute noch!

Auch wollte ich weiterhin in vielen Bereichen der Medizin wissenschaftlich tätig sein, in Fachzeitschriften veröffentlichen, nationale und internationale Kongresse besuchen und Vorträge halten. Dies waren im Wesentlichen die Gründe, warum ich Mediziner geworden bin. Ich erkannte, dass bei der Arbeit in einer Praxis diese Vorstellungen kaum zu verwirklichen wären. In meiner anfänglichen Euphorie hätte ich beinahe das Angebot unterschrieben, die Praxis zu übernehmen, doch nach reiflicher Überlegung nahm ich aus den aufgeführten Gründen wieder Abstand davon.

Der innere Entscheidungskampf zwischen Niederlassung, Klinikalltag oder Forschung war aber noch nicht entschieden. Der Traum Chefarzt zu werden, begann mich zu verfolgen, weil ich in mir viele Fähigkeiten und Stärken verspürte, die diesen Traum verwirklichen konnten. Mir war klar, dass viele Hindernisse und Probleme im Wege standen, welche es zu überwinden galt. Waren meine Vorstellungen zu kühn? Schließlich wird nur einer von hundert Ärzten Chefarzt. Um das zu klären, musste ich den Sprung in das kalte Wasser wagen und mich bewerben.

Eines Tages las ich im Deutschen Ärzteblatt ein Inserat über eine freie Chefarztstelle in einer kleinen Klinik in Waldbröl. Dort wurde ein Arzt mit umfangreicher klinischer Erfahrung in mehreren Gebieten der Pädiatrie gesucht. Eine Habilitation war ausdrücklich nicht erforderlich. Da ich allen gewünschten Anforderungen in diesem Inserat entsprach, bewarb ich mich also. Zu meiner großen Überraschung erhielt ich schon nach einigen Tagen einen Anruf vom Sekretariat der Geschäftsführung dieser Klinik, ich wäre in die engere Wahl der Bewerber gekommen und sollte doch zu einem Vorstellungsgespräch kommen. Dieser Anruf traf mich wie ein Stromschlag, ich traute meinen Ohren nicht, denn ich hatte überhaupt nicht damit gerechnet, dass man bei einer ersten Bewerbung so schnell einen Termin für ein Vorstellungsgespräch erhalten würde. Ich hatte mich eher auf eine jahrelange Suche eingestellt. Trotz meiner Unsicherheit entwickelte ich plötzlich ein ungewohntes Selbstbewusstsein. Ich erkannte, dass ich für solch eine Position durchaus in Betracht käme und dass meine vielen Bedenken dagegen nicht stichhaltig waren.

Ich bereitete mich intensiv vor, um bei der Vorstellung einen guten Eindruck zu machen und meine Chancen zu verbessern. Und so ging ich zum Vorstellungsgespräch voller Hoffnung und innerer Sicherheit. Es war ein Termin in der Mittagszeit beim Geschäftsführer des Krankenhauses. Zu meinem Pech hatte ich ausgerechnet an diesem Tag eine heftige Grippe, die mich sehr schwächte. Außerdem verfuhr ich mich noch auf dem Weg nach Waldbröl, so dass ich etwa eine Stunde verspätet zum Termin ankam – und damals besaß ich kein mobiles Telefon, um Bescheid sagen zu können. Glücklicherweise war Herr Werner Möller, der Geschäftsführer, noch da, war sehr freundlich und interessiert und zeigte mir ausführlich die Kinder- und Frauenklinik. Nach Besichtigung der Kinderklinik im ersten Stock wollte er mir auch noch die Gynäkologie zeigen, welche im sechsten Stock lag. Er benutzte die Treppe und sagte mir, dies sei gesünder und sportlicher, als mit dem Aufzug zu fahren. Ich musste ihm wohl oder übel folgen, obwohl ich mich durch meine Grippe schlapp fühlte, aber ich wollte keine Schwäche zeigen. So lief ich hinter ihm die Treppen hoch und folgte seinem schnellen Schritt und war froh, dass wir die gynäkologische Abteilung am Ende erreichten, ohne dass ich wegen meiner Atemprobleme kollabiert war.

Herr Möller hatte offensichtlich meine Bewerbungsunterlagen genauestens studiert. Er zeigte großes Interesse insbesondere für meine Zusatzqualifikationen in der Neonatologie, der Epileptologie und der Allergologie. Er gab mir das Gefühl, an mir interessiert zu sein, erwähnte natürlich aber auch, dass es neben mir noch andere Bewerber gäbe und dass ich mich in Kürze gegebenenfalls noch einem Gremium vorstellen müsste, das dann letztlich die Entscheidung treffen würde.

Insgesamt war das Vorstellungsgespräch interessant und ermutigend verlaufen und ich hatte den Eindruck einer realistischen Chance für mich, die Stelle zu bekommen – so fuhr ich voller Hoffnung nach Hause zurück.

Ein paar Tage später, am 14. April 1986, sollte ich mich dem dortigen Verwaltungsrat vorstellen, einem großen Gremium von schätzungsweise 28 Personen, darunter waren Vertreter der Gemeinde, des Kreises, der Politik sowie der ärztliche Direktor und der Geschäftsführer der Klinik. Aber bevor ich mich diesem Gremium vorstellte, schickte mich der Geschäftsführer zum ärztlichen Direktor, damals Professor Axel Sobbe. Dieser empfing mich und gab mir einige Tipps und Erläuterungen über die Zusammensetzung des Verwaltungsrates. Diese Hinweise waren für mich sehr wichtig und zeigten mir, dass der Geschäftsführer mich tatsächlich als seinen Wunschkandidaten haben wollte.

Die Vorstellung vor dem Verwaltungsrat unter dem damaligen Vorsitzenden Oberkreisdirektor, Dr. Dieter Fuchs, war für mich sehr aufregend. Ich begann, vor dem Gremium mein Konzept darzulegen, wie ich es mir vorstellte, die Kinderklinik zu führen, welche Spezialitäten ich in der Klinik einführen und welche Vorhaben ich realisieren würde, um die Klinik nach vorne zu bringen. Ich merkte an den Gesichtern der anwesenden Personen, dass alles ausgezeichnet lief. Plötzlich wurde ich von einem Mitglied des Verwaltungsrates mit einer unerwarteten Frage konfrontiert. Er fragte mich, welcher Religion ich angehöre! Mit so einer Frage hatte ich überhaupt nicht gerechnet, denn in meiner Vorbereitung auf das Gespräch war ich davon ausgegangen, dass nur fachliche und organisatorische Fragen zu meinem Konzept gestellt werden würden. Schlagfertig antwortete ich mit Humor folgendes: »Was Religionen betrifft, bin ich sehr liberal. Ich selbst bin Moslem, meine Frau ist Christin und unser Sohn ist gerade mal sechs Monate alt geworden und hat sich bis jetzt noch nicht entschieden.« Diese Antwort brachte alle Versammelten zum Lachen und erheiterte die Anwesenden im ganzen Saal, was mein Selbstvertrauen bestärkte. Die Befragung dauerte noch etwa eine halbe Stunde und verlief bis zum Schluss hervorragend. Im Anschluss sollte ich für einige Minuten vor die Tür gehen, um das Ergebnis der Beratung des Verwaltungsrats über die Kandidatenwahl abzuwarten.

Kurz danach kam Oberkreisdirektor Fuchs persönlich zu mir, um mir zu gratulieren und mir mitzuteilen, dass ich einstimmig zum Chefarzt der Kinderklinik in Waldbröl gewählt worden wäre.

Das war für mich ein besonderer und aufregender Tag in meinem Leben! Ich war sehr glücklich und stolz und rief sofort meine Frau an, um ihr diese schöne Nachricht mitzuteilen. Dann fuhr ich gleich nach Hildesheim zurück.

Die Tatsache, dass das Gremium mich einstimmig für die Position des Chefarztes gewählt hatte, obwohl viele andere deutsche Bewerber dabei waren, stärkte mein Vertrauen und meine Achtung für die Menschen und das System in diesem Land. Mir war gezeigt worden, dass hier die Fähigkeiten, die Qualifikationen und Leistungen ausschlaggebend sind und nicht Herkunft, Rasse oder etwa die Augenfarbe. Es bewies, dass jemand, der gut und qualifiziert ist, sich in Deutschland durchsetzen und entfalten kann.

Diese Erfahrung hat meiner Motivation Nachdruck verliehen, und ich wusste, dass ich alles in meiner Kraft Stehende geben würde, das in mich gesetzte Vertrauen nicht zu enttäuschen und meine Fähigkeiten uneingeschränkt in meinen Beruf und in meine Arbeit zu investieren.

Am folgenden Tag musste ich dies nun meinem Chefarzt Dr. Kerstan mitteilen. Das Problem dabei war, dass meine Wahl zum Chefarzt am 14. April 1986 mit der Bedingung verbunden war, dass ich die Stelle bereits am 1. Mai 1986 antreten musste. Das bedeutete, dass ich nur noch zwei Wochen Zeit hatte, den Schritt zu vollziehen.

Da ich inzwischen fast zehn Jahre in Hildesheim beschäftig war, hatte ich theoretisch eine Kündigungsfrist von sechs Monaten. Ich wusste, dass das für meinen Chef eine schwierige Situation sein würde, dennoch habe ich auf seine Unterstützung gehofft. Ich schilderte Dr.

Kerstan die Lage und sagte ihm, dass mein Schicksal jetzt in seinen Händen läge, denn entweder ließe er mich »als Chef« gehen, oder ich würde bei ihm unglücklich bleiben. Ich war freudig überrascht, als er mich anschaute und sagte: »Ich freue mich für Sie. Sie können der Verwaltung zusagen und können Ihre neue Stelle antreten, ich muss sehen, wie ich ohne Sie weiterkomme.«

Nun hatte sich also das verwirklicht, wovon ich immer geträumt hatte! Und das trotz der zwei Bereiche, die mir immer als Handicap erschienen waren: Der erste betraf meine Befürchtung, dass ich es als »Ausländer«, (heute »Person mit Migrationshintergrund«) bei gleichwertigen deutschen Kollegen sehr schwer haben würde, mich durchzusetzen, obwohl ich seit 1984 formal im Besitz der deutschen Staatsangehörigkeit bin.

Das zweite Problem war meiner Meinung nach, dass ich nicht in Deutschland, sondern im Ausland Medizin studiert hatte. Fast alle Chefärzte hier haben im deutschen System studiert und viele von ihnen haben hier auch ihre Professorentitel erworben. Das war einer der Gründe, weshalb ich frühzeitig anfing, Schwerpunkte zu setzen und Zusatzausbildungen in mehreren Bereichen der Pädiatrie zu erwerben, um mich in einem Wettkampf durchsetzen zu können. Meine Zusatzqualifikationen gaben mir das erforderliche Selbstbewusstsein, um mit anderen deutschen Kollegen doch noch zu konkurrieren.

Die Entscheidung meines Chefs hat mir imponiert und mich bewegt. Ich wusste, dass es für ihn nicht einfach sein würde, mich gehen zu lassen, denn es gab viele Bereiche in der Klinik, die ich inzwischen selbstständig führte; insbesondere hatte ich die Betreuung der Patienten mit Epilepsie und allergischen Erkrankungen oder die EEG-Untersuchungen übernommen. All dies hing an meiner Person, außerdem war ich inzwischen sozusagen der Vater der Neonatologischen Intensivstation geworden.

Dr. Kerstan hatte meine Lage richtig eingeschätzt und ließ mich meine Zukunft neu beginnen. Für diese humane Entscheidung bin ich ihm lebenslang dankbar und verbunden. Seine gute Eigenschaft und seine Einstellung, dass wir alle ersetzbar sind, habe ich später übernommen, als ich selbst als Chefarzt jedem Assistenten freigab, wenn er um einen Auflösungsvertrag bat, dies galt für Assistenz- wie auch für Oberärzte.

Ich akzeptierte ohne Schwierigkeiten, dass jeder meiner Mitarbeiter seine besten Chancen für sich und seine Zukunft suchen sollte, ohne Rücksicht auf Klinikbelange nehmen zu müssen. Ich habe mich immer gefreut und war auch stolz, wenn ich erfuhr, dass ein Mitarbeiter oder eine Mitarbeiterin eine bessere Position erlangt hatte. Natürlich bedauert man den Weggang eines Kollegen und vermisst ihn, aber die Arbeit in der Klinik geht weiter, und das Leben auch.

# V. Chefarzt der Kinderklinik im Kreiskrankenhaus Waldbröl (1986–2008)

## Anfangssituation und Vorgeschichte

Am 1. Mai 1986 trat ich meine neue Stelle als Chefarzt in der Kinderklinik des Kreiskrankenhauses in Waldbröl an. Ich hatte eine funktionsfähige Klinik erwartet, ähnlich wie meine bisherige in Hildesheim. Aber darin hatte ich mich gewaltig getäuscht, denn ich kannte nicht die Vorgeschichte dieser Kinderklinik.

Offensichtlich war schon im Jahr zuvor, 1985, geplant worden, die über zwei Stationen verfügende Kinderklinik wegen mangelnder Effektivität, schlechter Rentabilität und zu geringer Belegung zu schließen. Bei einer Bettenzahl von fünfzig lagen damals die Belegungszahlen nur bei etwa fünfzig Prozent, waren also sehr niedrig, weshalb die damalige Verwaltung diese Kinderklinik in eine Belegabteilung umwandeln oder sogar ganz schließen wollte. Diese Entscheidung wurde übrigens auch von den lokalen Gremien und dem damaligen Verwaltungsrat unterstützt, denn die Kinderklinik machte in dieser Zeit größere Verluste, während die anderen Abteilungen des Hauses wirtschaftlich erfolgreich arbeiteten und sogar Gewinne erzielten. Das Kreiskrankenhaus Waldbröl war nämlich eines der wenigen Krankenhäuser, das überhaupt Gewinne erwirtschaften konnte. 1986 zum Beispiel, als ich dorthin kam, hatte das Haus sogar Gewinne in Höhe von circa 1,5 Mio. DM / 750.000 € erzielt, während das Städtische Krankenhaus in Hildesheim damals einen Verlust von insgesamt fast 4 Mio. DM / 2 Mio. € zu beklagen hatte.

Allerdings war die Entscheidung, die Kinderklinik zu schließen, offensichtlich ein viel diskutiertes Thema in der Region. Die örtlichen politischen Parteien, die Bürger und Patienteninitiativen organisierten damals viele Protestaktionen, um gegen die Schließung oder Umwandlung der Kinderklinik vorzugehen. Diese Proteste wurden bis nach Düsseldorf in die Landesregierung getragen, die ihrerseits die Entscheidung traf, dass die Kinderklinik weiterzuführen sei. Aber die Bettenzahl der Klinik sollte zunächst von 50 auf 33 Betten reduziert und eine der beiden Stationen der Kinderklinik an die Innere Abteilung und die Chirurgie abgegeben werden, was zur Folge hatte, dass entsprechend auch das Personal sowie die Räumlichkeiten der Kinderklinik beschnitten wurden. Es blieb also nur noch eine Station für die Kinder übrig, für welche die Positionen eines Chefarztes, nur eines Oberarztes (die nicht besetzt war, als ich kam) und von drei Assistenzärzten vorgesehen waren; von diesen Assistenzärzten waren Dr. Seidel und Dr. Petito erfahrene Kollegen und eine Ärztin noch jung und unerfahren.

Mein erster Arbeitstag, der 1. Mai 1986, ein Feiertag, war interessant und aufregend, allerdings auch schwierig. Die Zusammenarbeit der Assistenzärzte war anfänglich nicht einfach, da jeder seine eigenen Vorstellungen von der Arbeit hatte. Man konnte das »Chaos« in der Kinderklinik spüren und merken, dass keiner so recht wusste, was der andere tat. Auch die Schwestern waren irritiert und untereinander zerstritten wegen der Reduzierung der Pflegekräfte in Folge der Zusammenlegung beider Stationen. Viele Probleme erschienen mir zunächst noch unklar und waren organisatorischer wie auch menschlicher Natur.

Ich musste also sowohl das Pflege- als auch das ärztliche Personal motivieren und mit ihnen ein gemeinsames Konzept erarbeiten. Aufgrund meiner guten Erfahrungen in Hildesheim versuchte ich nun auch hier, positiv auf das Pflegepersonal einzuwirken und eine harmonische Beziehung aufzubauen. Tatsächlich kamen nämlich viele der Krankenschwestern aus Hildesheim nach Waldbröl, um mich zu besuchen, was den hiesigen Mitarbeitern sehr imponierte und mir half, ihr Vertrauen innerhalb einer relativ kurzen Zeit zu gewinnen.

In den folgenden Wochen und Monaten wurde das Arbeitsklima zunehmend besser, auch weil sich eine gute Beziehung zu den beiden Assistenzärzten, Dr. Petito und Dr. Seidel, entwickelte. Während Dr. Petito jedoch nur für eine kurze Zeit in der Klinik blieb, war Dr. Seidel noch viele Jahre einer meiner wichtigsten Mitarbeiter bzw. meine rechte Hand, bis er sich später in Schmallenberg im Sauerland niederließ. Neben seiner hohen Motivation als Arzt hatte er ein großes Faible für technische Belange und konnte sämtliche Reparaturen an unseren Inkubatoren, Beatmungsgeräten und anderen medizinischen Geräten durchführen. In seinem Kittel befanden sich neben dem Stethoskop und Stiften immer ein Schraubenzieher und kleine elektrische Messgeräte.

Nachdem die Anfangsschwierigkeiten mit den Pflegekräften und den Kollegen aus dem Weg geräumt waren, lief die Arbeit zunehmend besser und reibungsloser. In den folgenden Monaten und Jahren war die Zusammenarbeit mit der gesamten Mannschaft ausgezeichnet und sehr kooperativ.

Das größte Problem war anfänglich für mich der Umgang mit der Verwaltung und den Medien. Die Verwaltung, die die Kinderklinik hatte schließen wollen, musste sich der Anordnung der Landesregierung beugen und die Abteilung gegen ihren Willen und gegen ihre Überzeugung als hauptamtliche Kinderklinik weiterführen. Dabei war es nicht sicher, ob sich die Kinderklinik langfristig würde halten lassen. So fiel es der Verwaltung anfangs schwer, mich dabei zu unterstützen, die Kinderklinik zum Erfolg zu bringen, weil sie noch von deren langfristiger Unwirtschaftlichkeit überzeugt war.

Ich befand mich quasi zwischen den Fronten: Die Politiker einiger Parteien wollten mich unterstützen, aber gleichzeitig die Geschäftsführung schwächen. Die Geschäftsführung wiederum beschäftigte mich, ohne von meinem Einsatz überzeugt zu sein. Es war mir klar, dass der Geschäftsführer des Krankenhauses der einzige war, der mir tatsächlich würde helfen können, weil er über sämtliche Mittel und Befugnisse entscheiden konnte und die Möglichkeit hatte, mir Geräte, Räumlichkeiten und Personal zur Verfügung zu stellen.

Der damalige Geschäftsführer des Kreiskrankenhauses war Herr Werner Möller, eine sehr einflussreiche und mächtige Person, der es hier tatsächlich geschafft hatte, ertragsorientiert und gewinnbringend tätig zu sein, während viele andere Krankenhäuser große Verluste einfuhren.[11] Der Verwaltungsrat akzeptierte seine Vorschläge stets kommentarlos. Herr Möller machte das Krankenhaus zu einer Art Lebensmittelpunkt der Menschen in Waldbröl und der Region. Er bot für Besucher zum Beispiel in der Cafeteria eine Mahlzeit an, die so gut war, dass kein anderes Restaurant der Stadt mithalten konnte, so dass viele Menschen in die Klinik kamen, um hier zu Mittag zu essen. Auch vermietete er zum Beispiel die Festhalle des Krankenhauses für Hochzeitsfeiern und andere Anlässe oder Zimmer des Personal-Hochhauses, das als Unterkunft für die Mitarbeiter vorgesehen war, an Pensionsgäste, um Nebeneinnahmen für das Krankenhaus zu generieren.

In dieser – für mich zunächst unübersichtlichen – Situation versuchte ich, mich erst einmal neutral zu verhalten, hatte mich aber innerlich im Grunde schon für die Seite des Geschäftsführers Möller entschieden, weil er der einzige war, der mich faktisch und nicht nur verbal unterstützen konnte. Meine Entscheidung erwies sich als richtig. Herr Möller konnte offensichtlich schon nach den ersten Wochen und Monaten feststellen, dass seine Bedenken gegen die Weiterführung der Kinderklinik unbegründet und unter meiner Führung doch Erfolge sichtbar waren: Die Belegung wuchs trotz der sehr dünnen Personaldecke. Außerdem registrierte er, dass ich offen und loyal gegenüber seiner Leitung war, insbesondere, weil ich in meiner Aufgabenerfüllung neben der Effektivität und Rationalität

11 Nach seiner Tätigkeit in Waldbröl arbeitete Herr Möller später als Berater für die Bundesregierung beim Aufbau neuer Strukturen für die Krankenhäuser in den neuen Bundesländern.

auch die wirtschaftlichen Aspekte stark berücksichtigte. Für ihn war natürlich die Wirtschaftlichkeit das oberste Ziel.

Auch die Medien waren 1985 in den Konflikt um die mögliche Schließung der Kinderklinik eingeschaltet worden. Dies war im Grunde das wichtigste Thema, das die Menschen in der Region bewegte. Die Presse war daher interessiert an Interviews oder Äußerungen von mir, aber leider wurden meine Einlassungen oder Kommentare meist für die jeweilige Interessenlage der Konfliktparteien benutzt. Es ging um eine politische Auseinandersetzung, die ich als Neuling nicht überblickte, die aber meine Existenz und Position als Chefarzt gefährden konnte. So versuchte ich, mich möglichst neutral zu verhalten und mich von diesen Konflikten fernzuhalten.

## Cafe Royal

In den ersten sechs Monaten in Waldbröl wohnte ich in einem Schwesternwohnheim direkt neben der Klinik. Meine Frau und unseren kleinen sechs Monate alten Sohn Feras hatte ich in Hildesheim zurückgelassen. Die beiden besuchten mich manchmal an den Wochenenden, bis ich unser neues Haus in der Wolfsschlucht 16, wo wir heute immer noch wohnen, gekauft hatte und sie nachkommen konnten.

In der ersten Zeit meiner Chefarzttätigkeit war ich fast Tag und Nacht in der Klinik, denn ich wollte die Gegebenheiten kennenlernen und natürlich auch kontrollieren. Gerade in der Anfangszeit wollte ich mich intensiv auf die Arbeit in der Klinik konzentrieren, weil auf keinen Fall irgendwelche Fehler passieren sollten. Dafür war ich bereit, mein Privatleben stark einzuschränken. So kam es, dass ich tatsächlich auch nie abends ausging oder eine Kneipe besuchte. Da war es irgendwie verlockend, als Herr Al Chalati, ein syrischer neuer Mitarbeiter, der schon lange in Deutschland lebte und die hiesigen

Gepflogenheiten kannte, mich einmal einlud, mit ihm nach Nümbrecht, einem kleinen Städtchen unweit von Waldbröl, zu fahren. Wir wollten das »Cafe Royal« besuchen.

Beim Eintreten in das Lokal, das recht voll war, kam der Wirt zu uns und fragte uns, was wir trinken wollten. Wir beide antworteten: »Ein Bier.« Der Wirt ging in Richtung seiner Theke, kam jedoch nach einer Minute zurück und fragte uns: »Woher kommen sie eigentlich, meine Herren?« Seine Frage verwunderte und überraschte mich, aber ich reagierte schnell und antwortete: »Wir kommen aus Waldbröl.« Er fragte weiter: »Und was machen sie dort?« Sein Nachfragen erschien mir jetzt langsam unverständlich und eigenartig, dennoch antwortete ich ruhig: »Wir arbeiten bei der Stadt Waldbröl.« Auf seine nächste Frage, was wir denn arbeiten würden, antwortete ich kühl: »Als Gastarbeiter.« Meine Antwort gefiel ihm offensichtlich nicht mehr. Er rief mit lauter Stimme: »Nein, meine Herren, verlassen sie bitte sofort dieses Lokal, ich bediene hier keine Türken!«

Ich war schockiert. Mit solch einer Antwort hatte ich nicht gerechnet. Schnell forderte ich meinen Kollegen auf, das Lokal mit mir zu verlassen. Ich wollte mit dem Wirt keine weitere Diskussion führen oder irgendwelche Schwierigkeiten heraufbeschwören. Vor allem aber wollte ich vermeiden, dass mich ein Gast erkennen würde – das wäre mir wirklich sehr unangenehm und peinlich gewesen. Der Kollege aber wollte nicht gehen und bestand darauf, sein Bier zu bekommen – ich musste ihn fast zwingen, das Lokal so schnell wie möglich mit mir zu verlassen und nach Waldbröl zurückzufahren.

Wir waren über den Wirt und sein Verhalten uns gegenüber äußerst empört; deshalb beschlossen wir, den Vorfall der Polizei in Waldbröl zu melden.

In der Polizeiwache empfing uns ein Polizist, der mich sofort erkannte, da eines seiner Kinder Patient bei mir gewesen war. Er grüßte mich freundlich und fragte, was wir denn um diese Zeit dort machten. Als ich ihm von dem Vorfall berichtete, war er sichtlich betroffen und erklärte uns, dass dieser Wirt wegen seiner Ausländerfeindlichkeit sowohl im Ort als auch bei der Polizei schon lange bekannt sei. In Anbetracht der fortgeschrittenen Zeit – es war bereits etwa 22.00 Uhr – wäre allerdings nichts mehr zu machen. Er empfahl uns, am folgenden Morgen bei seinem Vorgesetzten eine Anzeige gegen den Wirt zu erstatten.

Am nächsten Morgen kurz nach 8.00 Uhr, während ich bei der Behandlung meiner Patienten in der Kinderambulanz war, informierte mich die Sekretärin, dass ein Vertreter der Presse mich sprechen wolle. Ich war sehr irritiert, als mich der Journalist nach dem Vorfall vom vergangenen Abend fragte und welche Schritte ich nun unternehmen wollte. Er zeigte mir einen großen Zeitungsartikel seiner Zeitung, in der dies bereits als Nachricht stand. Ich war völlig perplex, denn ich hätte die Sache lieber geheim halten oder mich noch wenigstens mit dem Geschäftsführer besprechen wollen.

Aber ich stellte fest, dass die Sache bereits publik geworden war! Offensichtlich hatte sich mein Kollege, ohne mich zu informieren, noch am selben Abend mit der Zeitung in Verbindung gesetzt und von diesem peinlichen Vorfall berichtet, so dass noch in der Nacht die Nachricht in die neue Ausgabe übernommen wurde.

Nun gab es kein Zurück mehr. Da die Angelegenheit ohnehin bereits bekannt geworden war, beschloss ich, bei der Polizei Anzeige gegen den Wirt zu erstatten. Die Medien berichteten fast täglich über diesen Vorfall und viele Bürger und auch Lokalpolitiker beteiligten sich an den Diskussionen darüber. In der Tageszeitung wurde ein Brief von Herrn Janik, dem Bürgermeisters der Stadt Waldbröl, veröffentlicht, in dem er sich von dem Wirt und dessen Verhalten distanzierte und ihn als keinen »richtigen« deutschen Bürger bezeichnete, während dagegen Dr. El-Hamid ein echter Bürger dieser Stadt sei. Ein anderer lokaler Politiker unterrichtete sogar den damaligen Bundeskanzler Helmut Kohl von dem Vorfall und bat ihn, dazu Stellung zu nehmen.

Daraufhin erhielt ich vom Kanzlerberater Herrn Horst Teltschik ein Schreiben, in dem er darauf hinwies, dass der Kanzler jegliche Form der Diskriminierung ablehnte und dies auch in einer Regierungserklärung im Bundestag erklärt hätte.

In den folgenden Tagen organisierten viele Bürger der Gemeinden Nümbrecht und Waldbröl sowie Gruppierungen von Patienten eine Demonstration gegen den Inhaber des Lokals. Er musste bald darauf sein Lokal schließen und verkaufen und zog aus der Umgebung fort. Den Prozess gegen ihn habe ich später gewonnen, allerdings musste ich damals für die gesamten Prozesskosten aufkommen, denn er hatte sich als insolvent erklärt.

## Aufbau der Kinderklinik Waldbröl

In Waldbröl sah ich es als meine Aufgabe und mein Ziel an, die Kinderklinik auf stabile Beine zu stellen, ihre Effizienz zu optimieren und alles zu unternehmen, um die Belegung zu steigern – nur dadurch konnte die andauernde Diskussion über eine Schließung der Klinik endgültig beendet und die Existenz der Abteilung langfristig gesichert werden.

Um dies zu erreichen, musste ich neue Methoden und Verfahren anbieten und zusätzliche Gebiete der Kindermedizin einführen, die vorher nicht oder nur unzureichend vorhanden waren. Neben der breiten Basis der allgemeinen Pädiatrie war es mir wichtig, Schwerpunkte zu etablieren, wofür ich ja die nötigen Zusatzqualifikationen besaß. In erster Linie ging es um die Neonatologie und die pädiatrische Intensivmedizin, aber auch die Allergologie und die Epilepsie-Therapie sollten parallel und mit derselben Intensität betrieben werden.

Die Etablierung der Neonatologie und der Intensivmedizin mit modernen Behandlungsverfahren für Früh- und Neugeborene war zunächst mein wichtigstes Ziel. Die Vorgehensweise meines Vorgängers, sämtliche Risiko-, Früh- und Neugeborenen in die umliegenden Zentren in Bonn und Köln zu verlegen, wollte ich nicht weiterführen. Unsere kleinen Patienten sollten in Waldbröl behandelt und nicht mehr verlegt werden.

Um das zu realisieren, waren allerdings Investitionen nötig: Neben der klinischen Expertise und dem »Know How« sind eine spezielle medizinische Ausrüstung und natürlich Geräte, insbesondere moderne Beatmungsgeräte, Monitore, neue Inkubatoren und Vieles mehr erforderlich. All diese Apparaturen waren in der Klinik kaum vorhanden – außer einem veralteten Beatmungsgerät, das allerdings nur für den Transport und nicht für die Langzeit-Beatmung am Ort gedacht war. Weiterhin gab es noch einen großen Transportinkubator, um gegebenenfalls Kinder in andere große Zentren verlegen zu können.

Einige Wochen nach meinem Arbeitsbeginn führte ich ein ausführliches Gespräch mit dem Geschäftsführer Herrn Möller, um ihm meine Vorstellungen zu den Perspektiven der Kinderklinik zu erläutern. In diesem Gespräch machte ich ihm klar, dass für die weitere Entwicklung und den Erfolg der Kinderklinik eine umfangreiche neue Ausrüstung und Geräte benötigt würden, insbesondere für die Neonatologie brauchten wir moderne Beatmungsgeräte sowie mehrere Monitore und vielen Inkubatoren. Der Wert dieser Geräte lag nach meiner Berechnung bei cirka 500.000 DM / 250.000 € – für damalige Verhältnisse ein riesiger Betrag.

Wenn ich ehrlich bin, hatte ich damals nur zu hoffen gewagt, dass er mir vielleicht einen Teil dieser Geräte genehmigen würde. Zu meiner großen Überraschung aber forderte er mich auf, ihm gleich meine gesamte Wunschliste zu geben, er würde alles sofort und komplett bestellen. Ich sollte die betroffenen Firmen schnell informieren: Zur Überbrückung sollten sie uns Leihgeräte zur Verfügung zu stellen, bis die Originalgeräte geliefert werden könnten. Ich traute kaum meinen Ohren und war von dieser Entscheidung überwältigt.

Allerdings war Herr Möller bezüglich der Bewilligung meiner Personalvorstellungen nicht so großzügig und ließ darüber kaum mit sich diskutieren. Er wusste natürlich, dass Personalausgaben der größte Kostenfaktor in einem Krankenhaus sind – sie machen circa 70 Prozent der Gesamtausgaben aus. Also war seine These, dass eine wirtschaftlich erfolgreiche Krankenhausführung nur gelingen konnte, wenn man es schaffte, beim Kostenfaktor »Personal« zu sparen. Dies hat er auch konsequent durchgeführt. Er war ja für sein erfolgreiches Wirtschaften in Deutschland bekannt und hatte deswegen überregional einen guten Ruf erlangt.

Obwohl mir meine Personalvorstellungen für die Kinderklinik sehr wichtig waren und eine Aufstockung bitter nötig war, nahm ich mir vor, in der Anfangsphase meiner Arbeit über das Thema Personal nicht mehr mit ihm zu sprechen. Herr Möller würde warten und sehen, ob und wie ich mit den vorhandenen Mitteln und Kapazitäten Erfolge erzielte. Deswegen war ich froh, dass mit unseren neuen Geräten und der Ausrüstung die Qualität, Effektivität und Attraktivität unserer Arbeit in der Abteilung verbessert und dadurch die Belegung gesteigert werden konnte. Dadurch würden auch die Einnahmen der Klinik wachsen – erst dann würde ich mehr Personal verlangen können.

Die Gynäkologie in Waldbröl wurde zu dieser Zeit vom Chefarzt Dr. Manfred Käther geleitet, mit dem wir eine gute Peri- und Neonatologie ausüben konnten. Er teilte meine Vorstellungen von einer Kooperation in unseren Fachgebieten, insbesondere war er einverstanden, die Neugeborenen-Kinderzimmer komplett unter die Verantwortung der Kinderklinik zu stellen, was seinerzeit in vielen Entbindungsstationen nicht üblich war. (In vielen Kliniken entschieden nämlich die Gynäkologen und nicht die Pädiater über die Belange der Neugeborenen.)

Nun wurde bei jeder Risikoschwangerschaft frühzeitig der Kinderarzt vom Gynäkologen informiert, damit regelmäßige Gespräche mit den Schwangeren möglich waren. Der Kinderarzt führte seine Visiten sowohl bei den Neugeborenen als auch bei den Müttern durch. Die Zusammenarbeit war so intensiv und harmonisch, dass die Assistenzärzte der Gynäkologie mich wie ihren eigenen Chef und umgekehrt meine Assistenten den Chef der Gynäkologie als den ihren betrachteten. Es wurden regelmäßige »staff meetings« durchgeführt und viele Fortbildungen für Pädiater und Gynäkologen sowie Kurse für werdende Mütter organisiert, die sehr gut besucht waren. Unsere erfolgreiche Arbeit in der Perinatonolgie sprach sich überall herum, so dass viele Schwangere von weit her in unser Krankenhaus zur Entbindung kamen.

Später habe ich einen hochspezialisierten Pränatal-Diagnostiker, den Perinatologen Dr. Loay Okko, in die Frauenklinik vermitteln können. Dieser erwies sich als große Bereicherung für die Peri- und Neonatologie und trug zur weiteren erfolgreichen Entwicklung des Hauses bei. Jetzt wurden auch viele Risikogeburten und vor allem Mehrlingsschwangerschaften zur Diagnostik und Therapie an ihn überwiesen und anschließend in unserer Klinik entbunden. Viele dieser Patienten blieben in unserer neuropädiatrischen Betreuung, obwohl sie eigentlich zu einem anderen Einzugsgebiet gehörten.

Mit der Zeit erhöhte sich die Anzahl der Patienten sowohl in der Kinder- als auch in der Frauenklinik und der Erfolg beider Kliniken setzte sich Jahr für Jahr fort. Auch die Geburtenzahl stieg in den folgenden Jahren stetig an, von anfangs 600 zu mehr als 800, zeitweise sogar 1000 Geburten im Jahr – später sank die Zahl zwar wieder etwas ab, blieb aber bei etwa 800 bis 900 Geburten pro Jahr. Durch die Zunahme der Geburten konnten wir in der Kinderklinik eine sehr gute und effektive Neonatologie betreiben. Es wurden folglich kaum noch Frühgeborene in andere Kliniken verlegt, außer wenn eine chirurgische oder kardiologische Indikation vorlag. Die kleinste Frühgeburt, die wir selbst versorgt haben, war ein Kind aus der 25. Schwangerschaftswoche mit einem Geburtsgewicht von nur 490 Gramm. Das war aber eine absolute Ausnahme. Außerdem betreuten wir in unserer Klinik auch viele Mehrlingsgeburten; Drillinge und einmal sogar Vierlinge wurden bei uns geboren, was für eine so kleine Klinik außergewöhnlich ist.

Parallel zu der Entwicklung im Bereich der Neugeborenen-Versorgung intensivierten wir das Gebiet der Allergologie und Pneumologie: Insbesondere die Durchführung von Lungenfunktionsprüfungen mittels Bodyplethysmographie und die verschiedenen allergologischen Testverfahren (Pricktest, Scratchtest, Intrakutantest und Epikutantest) habe ich eingeführt. Außerdem wurde die Durchführung sämtlicher Provokationsverfahren wie Nasal-, Oral- und sogar Bronchialprovokationstests etabliert.

Mit dem im Krankenhaus tätigen Pulmologen Professor Lothar Labedzki und dem Allergiker- und Asthmatiker-Bund habe ich viele Arzt-Patienten-Seminare über allergologische Themen organisiert. Zu diesen Veranstaltungen, die wir jährlich mit großem Erfolg durchführten, kamen bis zu 200 Patienten und Interessierte. Später haben wir auch ambulante Asthma-Schulungen durchgeführt. Wegen dieser Maßnahmen errang unsere Klinik den Ruf als spezialisierte Klinik für Allergologie. Die Zahl der Patienten – in der Klinik und in der Ambulanz – stieg zunehmend.

Auch die Anzahl der Patienten mit Epilepsie und Krampfanfällen erhöhte sich. Mein Vorgänger hatte zwar schon vorher Patienten mit diesem Krankheitsbild behandelt, so dass eine gewisse Klientel vorhanden war, aber da ich ein EEG-Zertifikat habe, konnte ich nach kurzer Zeit erreichen, dass unsere Klinik von der »Stiftung Michael« als »Epilepsie Zentrum zur Diagnostik und Therapie der Epilepsie für Kinder und Jugendliche« anerkannt wurde. Aus diesem Grund kamen nun ebenfalls viele Patienten (manche von weit her und sogar aus dem Ausland) in unsere Klinik.

Die Belegung der Kinderklinik stieg in den ersten Monaten meiner Tätigkeit deutlich an. Da die Klinik wegen der vorherigen

Verkleinerung räumlich stark eingeschränkt war, hatten wir bald keinen Platz mehr für weitere Patienten, so dass die Verwaltung sich gezwungen sah, uns einen großen Teil der alten Kinderstation zurückzugeben. Die Patientenzahl nahm zeitweise so stark zu, dass die Belegung die Grenze von 100 Prozent überschritt, was früher nie der Fall gewesen war.

Die Erfolge unserer Klinik in der Neonatologie hatten sich in der Region herumgesprochen, so dass wir ein angesehenes »Zentrum« wurden. Auch unsere Ergebnisse die Morbidität (Komplikationen) und Mortalität (Sterberate) betreffend waren im Vergleich zu anderen großen Kliniken sehr gut. Dieses komplexe und ethisch schwierige Thema betreffend habe ich in meinem medizinischen Handeln stets ein wichtiges Prinzip vertreten: Bei der Versorgung von Neugeborenen ist nicht alleine die Mortalität entscheidend, sondern besonderer Wert soll auf die Morbidität, eventuelle Komplikationen und die Spätentwicklung der Kinder gelegt werden, was heute als Ergebnisqualität oder »outcome« bezeichnet wird.

Diese Überlegungen habe ich auch stets mit den Eltern der kleinen Risikopatienten in ausführlichen und sachlichen Gesprächen diskutiert. In all den Jahren, in denen ich Intensivmedizin und Neonatologie praktiziere, habe ich fast nie erlebt, dass eine Familie um jeden Preis wollte, dass ihr Kind am Leben erhalten werden sollte, wenn eine schwere und lebensbedrohende Behinderung mit ziemlich hoher Wahrscheinlichkeit drohte. In der Regel erhoffen sich werdende Eltern ein gesundes Neugeborenes ohne Behinderungen. Deswegen beobachte ich die Entwicklung der Neonatologie und Intensivmedizin der letzten 10 bis 15 Jahre mit Sorge und Skepsis. Viele neonatologische Zentren stellen mittlerweile die Senkung der Sterblichkeit in den Vordergrund – ohne Rücksicht auf die Zunahme der Morbidität (Komplikationen). Dieser Trend nahm insbesondere nach der Einführung des Fallpauschalen-Vergütungssystems (DRG) und dem Kampf um die Zentren-Einteilung zu. Die Grenze der Überlebensfähigkeit wurde verwischt und nicht mehr richtig definiert. Viele Zentren behandeln mittlerweile Frühgeburten aus einer Schwangerschaftsdauer von nur 21 bis 22 Wochen und mit einem Geburtsgewicht von unter 300 Gramm. Sie sind oft »stolz«, so viele Frühgeborene unter 500 Gramm zu behandeln und viele von ihnen um jeden Preis am Leben zu erhalten. Dabei wird häufig nicht bedacht, wie schwierig sich das Leben dieser Kinder später gestalten kann, wie deren neurologische Entwicklungen verlaufen, welche Komplikationen auftreten können und wie groß die Sorgen der Eltern über Jahre hinweg sein können.

Neuerdings werden sogar Studien seitens der Neonatologen durchgeführt, die zeigen sollen, dass diese Kinder und deren Eltern die Behinderung als etwas »Normales« empfinden und dass sie weniger Probleme damit haben, als wir denken und vermuten. Alle seriösen Langzeituntersuchungen zeigen jedoch zweifelsfrei, dass die Komplikationsrate dieser sehr kleinen Frühgeborenen sehr hoch ist und dass, je niedriger das Geburtsgewicht und je geringer die Schwangerschaftsdauer sind, desto häufiger mit Spätschäden unterschiedlicher Ausprägung zu rechnen ist, insbesondere, wenn während der stationären Versorgung schwere Komplikationen auftreten, was bei dieser Patientengruppe sehr häufig der Fall ist.[12]

## Erfahrungen mit der Ärztekammer

Die positive Entwicklung der Patientenzahlen und die Zunahme der Belegung auf der Kinderstation war ein Dauerthema in den lokalen Zeitungen. Medienberichte über die Lage der Klinik erschienen regelmäßig, manchmal auch mit Abbildungen und Bildern von mir, die in Archiven zu finden sind. Viele Medienvertreter fragten sich, warum die Kinderklinik jetzt so gut belegt war, obwohl sie noch

---

12 Siehe zu diesem Thema u. a.: »Langzeitüberlebensqualität ehemaliger kleiner Frühgeborener«, D. Wolke. J. Jaekel in: Monatsschrift Kinderheilkunde 8-2016

vor kurzem wegen angeblich mangelndem Patientenaufkommen geschlossen werden sollte. Die Verwaltung des Krankenhauses war deswegen in Erklärungsnot geraten.

Wegen der andauernden Berichterstattungen über unsere Kinderklinik und des Lobes vieler Medienvertreter für mich als Chefarzt, der ihrer Meinung nach der Grund war für die guten Erfolge, erhielt ich aber auch immer wieder »Mahnungen« von der Ärztekammer, die mich aufforderte, keine Presseerklärungen mehr abzugeben oder Fotos von mir an die Medien weiterzugeben. Die Kammer bestand darauf, dass ich jegliche Presseberichte stoppen sollte, was ich aber nicht konnte.

Eines Tages lud der Verwaltungsdirektor Herr Möller einige Journalisten zu einem Pressetermin ein, bei dem ich auch anwesend sein sollte. Eine der Fragen bezog sich wieder auf die Gründe, warum jetzt die Kinderklinik so gut belegt war. Das sollte ich erläutern, also erklärte ich, dass wir jetzt die Frühgeborenen in Waldbröl behandeln würden, denn wir würden mittlerweile über die notwendigen Apparate, das Personal und natürlich auch das »Know How« verfügen. Diese Presseerklärung schlug am nächsten Tag wie eine Bombe ein. Vor allem der ehemalige Chef der Kinderklinik, der noch in Waldbröl lebte, fühlte sich durch meine Äußerung zu unseren verbesserten Leistungen gekränkt, obwohl meine Aussage sachlich richtig war, denn vorher hatte es keine neonatale Versorgung in der Klinik gegeben.

Ein paar Tage später erhielt ich einen Brief von der Ärztekammer Nordrhein, in dem ich beschuldigt wurde, einen Kollegen (meinen Vorgänger) in seiner fachlichen Fähigkeit herabgesetzt zu haben. Zugleich wurde angeführt, dass ich mich als Arzt angepriesen hätte, denn in den Medien wäre ein Foto abgedruckt, auf dem ich in Berufskleidung zu sehen war. Außerdem wurde behauptet, dass in den zurückliegenden Wochen immer wieder Zeitungsartikel erschienen wären, die meine Arbeit und meine Person gelobt und als

Grund für den Erfolg der Kinderklinik in den Mittelpunkt gestellt hätten. Dies aber sei nach dem Werbeverbot der Ärztekammer unzulässig und müsste entsprechend von der Kammer geahndet werden. Deswegen würde die Ärztekammer nunmehr gegen mich ein berufsrechtliches Verfahren eröffnen und habe dies beim Berufsgericht in Düsseldorf beantragt.

Nun wurde diese Angelegenheit für mich doch sehr ernst, fast schon bedrohlich. Daher wandte ich mich um Hilfe an den Marburger Bund (die Ärztegewerkschaft), der mich in dieser heiklen Situation juristisch sehr gut beraten und unentgeltlich vertreten konnte. Aufgrund ihrer stichhaltigen und fundierten Argumente konnte bereits in der ersten Gerichtsverhandlung in Düsseldorf die Klage der Ärztekammer abgewiesen werden. Das entlastete mich sehr, denn andernfalls hätte diese Angelegenheit unangenehme Folgen für mich nachziehen können. So wird zum Beispiel einem Chefarzt die Weiterbildungsermächtigung für seine auszubildenden Assistenten entzogen, wenn er einen derartigen Prozess verliert. Nach diesem Prozess fühlte ich mich verpflichtet, meine ehrenamtliche Aktivität im Marburger Bund zu intensivieren und stand – und stehe bis heute – als aktives Mitglied in verschiedenen Gremien zur Verfügung.

Auch später stellte ich fest, dass man bei Konflikten als Einzelner gegen Instanzen und Behörden wie die Ärztekammer und ähnliche Einrichtungen nicht Stand halten und langfristig nur verlieren kann. Um sich folglich auch im Berufsleben durchsetzen zu können, muss man sich selbst in eben diesen Organisationen engagieren, ihre Strukturen erkennen und versuchen, von innen auf sie einzuwirken. Daher beschloss ich, bei der folgenden Wahl zum Kreisstellenvorstand der Ärztekammer zu kandidieren. Ich wurde durch den Marburger Bund über die Liste aufgestellt und als deren Listenführer in den Oberbergischen Kreis gewählt. Nun war ich der stellvertretende Vorsitzende der Kreisstelle der Ärztekammer in Oberberg und arbeitete zusammen mit dem Kollegen, dem Kreisvorsitzenden der

Ärztekammer, der vorher sehr skeptisch mir gegenüber gewesen war. Während der regelmäßigen Sitzungen kam es zwischen uns noch häufig zu heftigen verbalen Auseinandersetzungen, unter anderem zum Thema Ärztewerbungen. Ich vertrat die Ansicht, dass Ärzte, die etwas Gutes für die Patienten tun wollen und erfolgreich sind, mit ihrem Können in der Öffentlichkeit präsentiert werden sollten, während viele andere Kollegen diesbezüglich sehr restriktiv waren und jeden positiven Bericht über einen Arzt als Werbung betrachteten, der eine Bestrafung durch die Ärztekammer zur Folge haben sollte. Dieser damals noch bestehende rigide Paragraph der Ärztewerbung wurde nach einigen Jahren tatsächlich deutlich liberalisiert.

Bis heute bin ich Mitglied der Ärztekammer; in meiner Eigenschaft als stellvertretender Vorsitzender der Kammer entwickelte sich später auch eine gute Beziehung zum Geschäftsführer der Ärztekammer Düsseldorf, Dr. Robert Schäfer. Ihn konnte ich sogar dafür gewinnen, im Rahmen des Deutsch-Syrischen Ärztekongresses als Referent nach Syrien mitzufahren, um dort über die Aufgabe und Organisation einer Ärztekammer in Deutschland zu berichtet.

Die Ärztekammer berief mich außerdem noch in die Prüfungskommission zur Prüfung der Fachärzte für Kinderheilkunde und Jugendmedizin sowie in die Prüfungskommission für den Schwerpunkt Neonatologie. Darüber hinaus wurde ich in den folgenden Jahren von ihr als ehrenamtlicher Richter im Finanzgericht vorgeschlagen. Nach meiner Berufung nahm ich in regelmäßigen Abständen an den Sitzungen dieses Gerichtes teil. Dort bekam ich einen guten Einblick in die Art und Weise, wie das Rechtssystem und die Gerichte in Deutschland funktionieren und wie Richter und Richterinnen ihre bemerkenswerte Arbeit durchführen. Die Zusammenhänge, die ein einzelnes Problem betreffen, sind manchmal sehr kompliziert und vielschichtig und häufig gibt es keine eindeutigen Paragraphen, die die entsprechenden Sachverhalte klar und eindeutig regeln. Manchmal suchten die Richter erfolglos in den Paragraphen, um eine Lösung zu finden – sie mussten schließlich nach dem gesunden

Menschenverstand und der Lebenserfahrung urteilen, wie es mir einmal ein Vorsitzender Richter erklärte.

## Die ersten Jahre und Erfolge in Waldbröl

Die Probleme in der Kinderklinik Waldbröl waren vielfältig und zunächst schwerer zu überwinden, als ich erst gedacht hatte. Zwar hatte mich Direktor Möller mit Geräten im Wert von mehreren hunderttausend Deutscher Mark versorgt, er war jedoch nicht bereit, über eine Personalaufstockung für die Kinderklinik zu diskutieren.

Bei meinem Arbeitsbeginn waren in der Kinderklinik insgesamt drei erfahrene Kollegen und eine noch unerfahrene Assistenzärztin beschäftigt, außerdem war eine Oberarztstelle vakant, die ich noch besetzen sollte. Einer der erfahrenen Kollegen schied nach ein paar Wochen aus, um sich in Siegen niederzulassen. Ich musste also die gesamten Dienste mit wenigen Kollegen organisieren, was zur Folge hatte, dass ich mich an den regulären Diensten der Assistenzärzte vier bis fünf Mal pro Monat beteiligte und zugleich den Hintergrunddienst des gesamten Monates übernehmen musste. Also war ich an vielen Tagen Assistenzarzt, Oberarzt und Chefarzt in einer Person.

Diese Regelung habe ich vier Monate lang durchgehalten, erst dann gelang es mir, einen Oberarzt zu finden, der mit mir auch die Rufbereitschaftsdienste teilen konnte. Allerdings war auch dieser Oberarzt in Anbetracht der niedrigen Zahl der Assistenzärzte immer wieder gezwungen, ein paar Assistenzarztdienste (also den ersten Dienst) zu übernehmen – im Gegenzug war ich für bis zu zwanzig Hintergrunddienste verantwortlich. Diese angespannte Situation bei den Bereitschaftsdiensten blieb in den ersten Jahren bestehen. Dann konnte ich durchsetzen, dass auch Gastärzte bei uns eingesetzt wurden, die über ein Stipendium ihres Heimatlandes verfügten und daher für unsere Klinik kostenfrei waren.

Die Besetzung der Oberarztstelle war ebenfalls schwierig und zog sich über einige Jahre hin. Es gab mehrere Bewerber, die aus unterschiedlichsten Gründen nicht bleiben wollten. Letztlich aber fand Oberarzt Vinzenz Kuss zu uns und blieb für lange Jahre. Er war mir eine große Stütze, war fachlich sehr erfahren und beherrschte neben einer guten Basispädiatrie viele Bereiche der Kindermedizin, insbesondere die Intensivmedizin und andere wichtige Teilgebiete. Er kam gerade in der Zeit, als die Belegung der Klinik in die Höhe schoss. Ich konnte mich ganz und gar auf ihn verlassen, insbesondere, wenn ich später meinen längeren Jahresurlaub in Syrien machte. Dr. Kuss hatte ein gutes Organisationstalent und war bei seinen Kollegen sehr beliebt. Leider wurde er mit seiner typisch rheinländischen trockenen Art nicht immer von allen Patienten verstanden. Erst nach zehn Jahren verließ Oberarzt Dr. Kuss die Kinderklinik und eröffnete eine Praxis in Erfstadt bei Köln. Bis heute besteht zwischen uns ein gutes, vertrauensvolles Verhältnis.

Die Arbeit in Waldbröl lief nach den anfänglichen Schwierigkeiten nun zunehmend besser. Die Belegung der Klinik stieg Woche für Woche und Monat für Monat in die Höhe. Für die Verwaltung war dies das wichtigste, wenn nicht das einzige Kriterium, wonach ich beurteilt wurde – somit besserte sich meine Position im Krankenhaus. Ich merkte mit Genugtuung, dass der Geschäftsführer meine Arbeit positiv beurteilte und dass ich bei ihm hoch im Kurs stand. Als ich noch während meiner Probezeit ein Haus kaufen wollte und ihn um Rat fragte, bestärkte er mich ohne zu zögern. Seine prompte Antwort bewies mir sein Vertrauen in mich – ich hatte es wohl geschafft und war auf dem richtigen Weg, die Kinderklinik vor dem »Siechtum« zu bewahren.

Zudem war Geschäftsführer Möller schließlich sogar bereit, mir eine Personalaufstockung zu gewähren, was ich früher nie für möglich gehalten hatte.

Insbesondere die Anzahl der Intensivfälle wuchs dramatisch. Eines Tages waren alle vier Beatmungsplätze in der Klinik mit Früh- und Neugeborenen belegt. An diesem Tag kam ein fünfter Intensivfall, ein schwerkranker Patient musste notfallmäßig intubiert und beatmet werden. Da kein Beatmungsgerät mehr vorhanden war, mussten wir dieses Kind an das Transportbeatmungsgerät anschließen und konnten das Problem so vorübergehend lösen. Es war allerdings abzusehen, dass das Kind nicht längere Zeit beatmungspflichtig bleiben würde, andernfalls hätte wir es verlegen müssen.

Am selben Tag kam ein 13 Jahre altes Mädchen mit einer akuten Epiglottitis, einer gefährlichen Entzündung des Kehlkopfs, welches ebenfalls intubiert werden musste. Zum Glück benötigte diese Patientin kein Beatmungsgerät, denn wir intubierten sie nur und ließen den Tubus frei, so dass sie spontan frei atmen konnte.

An diesem Tag also waren in unserer kleinen Kinderklinik in Waldbröl insgesamt sechs Kinder intubiert, davon fünf beatmet! Am nächsten Tag konnten wir zwei von ihnen zum Glück vom Tubus befreien und extubieren, von den übrigen vier konnten zwei Kinder im Laufe der Woche ebenfalls vom Beatmungsgerät befreit werden.

Wenn ich heute an diese Tage zurückdenke, bin ich einerseits stolz, andererseits frage ich mich, ob ich vielleicht zu mutig gewesen war und ein zu hohes Risiko eingegangen war. Heute würde keiner meiner Assistenten einen derartigen Zustand für möglich halten, auch das Pflegepersonal würde wahrscheinlich nicht mitmachen, aber damals blieb uns kaum eine andere Wahl. Die Belastung des ärztlichen und pflegerischen Personals war enorm, allerdings konnten wir mit viel Engagement und großer Leistungsbereitschaft diese »Spitzenzeiten« gut überstehen. Immerhin gab es in den Sommermonaten, vor allem im Juli und August, deutlich weniger Patienten, so dass die Belastung im Jahresdurchschnitt nicht so hoch war. Manchmal sank allerdings auch die Patientenzahl im Sommer dermaßen, dass dies gewisse »Existenzängste« auslöste. Mit der Zeit gewöhnte ich mich an die Schwankungen in den Zahlen und wusste, dass auf das »Sommerloch« die höhere Belegung im Winter folgen würde.

Ich hatte mir von Anfang an vorgenommen, in unserer Klinik eine hochwertige Medizin zu betreiben. Mein Ziel waren spitzenmedizinische Leistungen und Innovationen, um die bestmögliche medizinische Versorgung der Patienten in der Region zu gewährleisten.

Anfang der achtziger Jahre eroberte die Sonographie ihre Stellung in den Kliniken in Deutschland. Sie wurde von Jahr zu Jahr wichtiger und für jede internistische und pädiatrische Abteilung ein wesentlicher Bestandteil ihrer technischen Ausrüstung. Vorher war sie nur sporadisch und manchmal auch mit nur wenig Professionalität in den gynäkologischen und radiologischen Abteilungen eingesetzt worden.

Bereits schon 1983 in Hildesheim hatte ich bei den dortigen Radiologen begonnen, mit der Sonographie zu arbeiten. In der Anfangsphase waren die Ultraschallbilder inkomplett und mussten während der Untersuchung Stück für Stück aufgebaut werden. Bald konnte man bereits eine komplette Echtzeit- (»real time«) Sonographie durchführen und die Bildqualität hatte sich deutlich gebessert. Innerhalb von drei Monaten erwarb ich damals gute Basiskenntnisse in der Sonographie, welche ich später beim Besuch eines Kurses bei Professor Joachim Arthur Bliesner in Köln noch vertiefen konnte.

Als ich die Leitung der Kinderklinik in Waldbröl übernahm, war mir klar, dass ich neben den erwähnten drei Fachgebieten der Neonatologie, Neuropädiatrie und Allergologie auch die Sonographie einführen musste. Weil wir viele Risiko-, Früh- und Neugeborene behandelten, gehört dies zur »bedside«-Diagnostik, um Hirnblutungen und andere Störungen rechtzeitig zu erkennen und eine klare Diagnose zu haben. Aber auch bei der Diagnostik von Harnweginfektionen und andere Nierenerkrankungen ist die Sonographie die Methode der ersten Wahl geworden und hat die Röntgen-Diagnostik bei Kindern fast vollständig abgelöst. Außerdem ist bei Kindern mit Bauchschmerzen der Einsatz der Ultraschalluntersuchung unverzichtbar geworden.

Allerdings war es im Krankenhaus Waldbröl – wie in vielen anderen Krankenhäusern in Deutschland – damals noch üblich, dass die Sonographie als sogenanntes »bildgebendes Verfahren« Bestandteil der radiologischen Diagnostik war, d. h. sämtliche Ultraschalluntersuchungen wurden durch die Röntgenableitung ausgeführt und nicht in den Fachabteilungen. In Waldbröl war dieses sogar für die internistischen Kliniken der Fall.

Der Chefarzt der Radiologie war zugleich Ärztlicher Direktor des Krankenhauses und beobachtete mit Sorge, dass viele Fachabteilungen die Sonographie nicht mehr in der Röntgenabteilung, sondern selbst durchführen wollten. Diese Entwicklung konnte er für das Krankenhaus Waldbröl noch aufhalten, so dass die Sonographie zunächst weiter in den Händen der Radiologen blieb.

Für mich war die Anschaffung eines Ultraschallgerätes für die Kinderklinik eine Kernforderung, weil ich wusste, dass keine Klinik ohne Ultraschallgerät richtig funktionieren würde. Ich hatte jedoch Bedenken, bei der Verwaltung ein solches Gerät zu beantragen, weil mich dies automatisch mit den mächtigen Radiologen in Konflikt bringen würde. Ein gefährlicher Konflikt in der Probezeit drohte, den ich nicht gewinnen konnte.

Meine Erfolge in der Klinikführung und die rapide Zunahme der Patientenzahlen hatten mein Image und meine Position beim Geschäftsführer jedoch deutlich verbessert. Ich beschloss daher, mit ihm offen über das Thema Ultraschall zu sprechen. Als ich ihm meinen Wunsch nach einem Ultraschallgerät vortrug, fragte er mich als erstes nach den ungefähren Kosten des Gerätes und ob dies kein »Mehrpersonal« erfordere. Herr Möller erklärte mir, er würde die Angelegenheit mit dem Radiologen besprechen und sich nochmals melden. Gleich am folgenden Tag bekam ich in meinem Büro einen unangemeldeten Besuch von dem zuständigen Radiologen, der mir erklärte, dass die Sonographie ein bildgebendes Verfahren sei und daher immer in die Hände der Radiologen gehöre. Sollte meine Abteilung eine Ultraschalluntersuchung brauchen, wären er und seine Abteilung bereit, diese Untersuchung für uns jederzeit durchzuführen. Würde ich aber weiterhin daraufhin bestehen, ein eigenes Gerät für meine Abteilung anschaffen zu wollen, müsste ich damit rechnen, dass es für mich Schwierigkeiten geben würde. Das war eine klare und unmissverständliche Botschaft, die ich gut verstanden habe. Ich wollte meine Karriere nicht riskieren, insbesondere weil ich mich noch in der Probezeit befand.

Allerdings wusste ich, dass ich auf Dauer meine Abteilung ohne diese moderne Methode nicht erfolgreich führen konnte, denn wir brauchten die Sonographie jeden Tag viele Male.

Ich nahm mir vor, einen Weg aus diesem Dilemma zu finden, ohne zu wissen, wie und wann das möglich sein könnte. Zunächst wies ich also meine Assistenten an, notwendige sonographische Untersuchungen jederzeit – auch nachts – anzufordern. Bereits in der folgenden Nacht entstand in der Kinderklinik eine kritische Situation, als gegen 2.00 Uhr von der Kinderklinik ein Konzil zur Durchführung einer Schädelsonographie bei einem Neugeborenen angefordert wurde. Der diensthabende radiologische Assistenzarzt war selbst nicht in der Lage, diese Untersuchung durchzuführen, da ihm dafür die notwendige fachliche Kompetenz fehlte, aber auch der Kollege vom Hintergrunddienst (der Chefarzt selbst) konnte oder wollte diese Untersuchung nicht durchführen. Dieser Vorfall war für mich nun ein guter Anlass, noch einmal ein Sonographiegerät anzufordern.

Am gleichen Morgen schilderte ich dem Geschäftsführer das nächtliche Geschehen und wies darauf hin, dass solche Vorfälle zu einer medizinischen Haftung mit erheblichen juristischen Konsequenzen führen könnten. Daraufhin entschied der Geschäftsführer sofort und ohne Rücksprache mit dem Radiologen, ein Ultraschallgerät für die Pädiatrie anzuschaffen und bestellte es noch am selben Tag. Aus diesem Grund erhielt die Kinderklinik in Waldbröl als erste und einzige Abteilung im Hause ein Ultraschallgerät.

Anfang der 90er Jahre wurde in Deutschland das sogenannte AIP, »Arzt im Praktikum«, eingeführt. Der arme AIP-Kollege bekam dann nur das halbe Gehalt eines Arztes, musste aber volle Arbeit und Dienste leisten. Dieses System, das wegen der damaligen sogenannten »Arztschwemme« eingeführt worden war, wurde bis Ende der 90er Jahre beibehalten. Durch die Einführung des AIPs wuchs die Anzahl der Ärzte in meiner Abteilung. Nunmehr waren es fünf Arztstellen geworden. Obendrein kam ein Gastarzt aus dem Ausland hinzu, der nach einer gewissen Zeit an den Bereitschaftdiensten teilnahm, was für die Assistenzärzte eine große Erleichterung bedeutete. In den weiteren Jahren wollten viele Kollegen eine 75 Prozent-Stelle haben. Anfänglich war ich skeptisch, ob dies für die Klinik gut funktionieren würde, aber inzwischen hat es sich als gutes System durchgesetzt, so dass in den letzten Jahren in Waldbröl alle Assistenzärzte eine 75 Prozent-Stelle haben.

In jener Zeit war der Ruf unserer Klinik überregional bekannt geworden und wir konnten stetig Erfolge in der Klinik erzielen. Trotz der hohen Anzahl der neonatologischen und intensivmedizinischen Behandlungen mit Hunderten von Frühgeborenen und Hochrisiko-Geburten, sehr kleinen Frühgeburten und Mehrlingsgeburten, Drillingen und sogar Vierlingen hatten wir über 22 Jahre lang keinen einzigen Haftungsprozess gegen die Kinderklinik in Waldbröl. Das beweist die hohe Qualität unserer Versorgung und die persönliche Zuwendung für jeden Patienten, die trotz der begrenzten Kapazitäten sowohl beim ärztlichen als auch beim pflegerischen Personal möglich waren.

Mit den Jahren hat sich bei mir die Überzeugung gefestigt, dass für eine gute Versorgung von Hochrisiko-Geburten nicht alleine die Größe der Einrichtung, ihre Ausrüstung oder die Ausstattung des Personals maßgeblich sind, sondern vor allem die Intensität der Arbeit, das Engagement der einzelnen Mitarbeiter und die Erfahrung des verantwortlichen Leiters. Insoweit beobachte ich mit Staunen die Diskussion um sogenannte »Mindestmengen« bei der Versorgung von sehr kleinen Frühgeborenen; hier wird meiner Ansicht nach nur eine Scheinqualität geliefert und im Grunde die jahrzehntelange gute Ergebnisqualität kleiner und mittelgroßer neonatologischer Einheiten ignoriert. Aber jeder gut informierte Arzt weiß, dass andere Motivationen hinter dieser Scheindiskussion stehen.

## Bereitschaftsdienste

Wenn ich an die vergangenen Jahre meiner Arbeit zurückdenke, finde ich, dass ich in meinem Leben viele, ja viel zu viele Bereitschaftsdienste geleistet habe. In den ersten Jahren als Assistenzarzt in Hildesheim hatte ich durchschnittlich dreizehn Bereitschaftdienste im Monat, in der Spitze waren es zeitweise sogar siebzehn. Das Wochenende, Freitag, Samstag und Sonntag, war mit eingeschlossen und am Montag arbeitete ich selbstverständlich regulär bis 19 Uhr. Als Oberarzt leistete ich im Schnitt fünfzehn Hintergrunddienste und später als Chefarzt waren es meistens zwischen fünfzehn und zwanzig, zeitweise sogar über den ganzen Monat, wenn zum Beispiel Oberärzte ihre Stelle wechselten.

Als Oberarzt in Hildesheim hatte ich nach der Pensionierung von Dr. Ziehme die Rufbereitschaftsdienste mit meinem Chef Dr. Kerstan geteilt. Er übernahm zwar die Hälfte des Monats, aber wegen der niedrigen Anzahl der Assistenzärzte musste ich als Oberarzt noch zusätzlich in jeder Woche einmal den Vordergrunddienst leisten, um die Assistenzärzte zu entlasten. Die Hintergrunddienste waren nicht immer leicht, insbesondere wenn neue, meist unerfahrene Kollegen die Arbeit aufnahmen.

In den ersten Jahren waren auch die Rufbereitschaftsdienste anstrengend, weil ich quasi immer zu Hause sitzen und auf einen Anruf warte musste. Glücklicherweise kam im Jahr 1982 das neue »Euro Signal«-Gerät zu Anwendung, das optische und akustische Signale gibt, wenn man gerufen wird. Man meldet sich dann über ein normales Telefon in der Klinik und fragt den Diensthabenden, was anliegt. Seit der Einführung dieses Gerätes waren die Rufbereitschaftsdienste einfacher geworden. Mit den Mobiltelefonen wurden gegen Ende der Neunzigerjahre die Dienste noch mehr erleichtert. Das Euro-Signal-Gerät bewahre ich zu Erinnerung immer noch bei mir auf.

Bereitschaftsdienste sind ein wichtiger Bestandteil im Leben eines Arztes, besonders während der Weiterbildung zum Facharzt, denn sie bereichern ihn an Erfahrung und befähigen ihn, selbständig zu arbeiten und Entscheidungen zu treffen. Andererseits sind sie lästig und doch unausweichlich. Je mehr man davon leistet, desto erfahrener wird man.

Trotz der umfangreichen und zahlreichen Bereitschaftsdienste, die ich über viele Jahrzehnte machte, kann ich mich nicht erinnern, dass ich deswegen einmal krank geworden bin. Ich glaube auch nicht, dass ich jemals meine Patienten durch die Überlastung im Bereitschaftsdienst gefährdet habe. Eher glaube ich, dass ich dadurch mehr Erfahrungen und Kenntnisse gesammelt habe, welche den Patienten zugute kamen.

Ich erinnere mich an einen Hubschraubereinsatz, bei dem mir aufgrund der Wackelbewegungen während des Fluges so übel wurde, dass ich glaubte, ich müsste mich erbrechen. Ich hatte das Gefühl, dass es mir tasächlich noch schlechter als meinem Patienten ging und war heilfroh, als der Hubschrauber landete.

Aber mit den Jahren stellte ich auch fest, dass der Bereitschaftsdienst eine große Belastung und Herausforderung für die Ärzte ist. Manche Nächte sind hart und unangenehm, und je älter man wird, desto bewusster wird einem, wie schwierig ein Nachtdienst ist.

Aufgrund dieser Erfahrungen habe ich folgende lustige »philosophische Hypothese« entwickelt: Ein schwieriger, unangenehmer Nachtdienst verkürzt das Leben des Arztes um einem Tag. Ein intelligenter Arzt sollte dies ausgleichen, indem er versucht, schöne, angenehme Tage zu »erfinden«, um das Leben mit mindestens einem Tag, noch besser, mit mehreren Tagen zu verlängern! Wie der einzelne dies tut, bleibt seiner eigenen »Kunst« überlassen. Persönlich habe ich immer versucht, diese »Formel« konsequent umzusetzen, und ich glaube, dies ist mir auch gelungen!

Meines Erachtens wird die systematische Einführung von Nachtschichten als reguläre Arbeitszeit in den deutschen Kliniken langfristig negative Auswirkungen auf die Lebensqualität und die Gesundheit der Ärzte haben.

## Turbulenzen im Krankenhaus Waldbröl

Das Kreiskrankenhaus Waldbröl war in den 80er Jahren sehr erfolgreich und war eines der wenigen Krankenhäuser in Deutschland, das Gewinne erwirtschaften konnte in einer Zeit, als fast alle anderen Krankenhäuser in Deutschland Verluste auswiesen. Der Grund dafür lag vor allem an der guten Mannschaft im Krankenhaus und am erfolgreichen Management des Geschäftsführers des Krankenhauses, Herr Werner Möller (s. Kapitel: Anfangssituation und Vorgeschichte). Er führte damals schon viele Maßnahmen in seinem Krankenhaus durch, die von den anderen Krankenhäusern und deren Geschäftsführern erst viele Jahre später eingeführt und als angeblich neu und innovativ deklariert wurden. Zum Beispiel hatte Herr Möller damals schon für die Innere Abteilung drei Chefärzte eingestellt, in einer Zeit, als die meisten Krankenhäuser dieser Größenordnung nur einen einzigen Chefarzt hatten. Diese ungewöhnliche Idee war so erfolgreich und modellhaft, dass sie sich später nicht nur für unser Krankenhaus als Bereicherung erwiesen hat.

Auch in seiner internen Führung wandte Herr Möller ein erfolgreiches System an. Er bestellte jeden neuen Mitarbeiter, jeden Assistenzarzt oder Oberarzt zwei bis drei Monate nach deren Arbeitsbeginn zu sich und führte mit ihnen Gespräche, um positive oder negative Erfahrungen zu erfragen. Außerdem besuchte er regelmäßig und unangemeldet alle Stationen, um sich über die internen Abläufe der Klinik zu informieren. Dadurch wusste er ziemlich genau Bescheid, was in den einzelnen Abteilungen vor sich ging.

Das Krankenhaus Waldbröl war darüber hinaus mit einer »Beförderungsanlage« ausgestattet, die als Muster-Anlage erstmals in NRW erprobt wurde. Mit einer »automatischen Post« konnten alle Befunde, Labormaterialien, Röntgenbilder und vieles mehr von einer Station zur anderen geschickt und dadurch das Personal erheblich entlastet werden. Diese Maßnahme wurde später von vielen anderen Krankenhäusern übernommen und gilt heute noch als wichtiger Bestandteil der Versorgung.

Eine Affäre am Anfang der 90er Jahre hatte jedoch weitreichende Folgen für das Krankenhaus. Einige Abteilungen im Krankenhaus hatten damals angeblich sogenannte »Todeslisten« geführt, in denen der Tod von verstorbenen Patienten mit Behandlungsfehlern anderer Stationen erklärt und aufgeführt war. Die Klärung und Aufarbeitung dieser Angelegenheit war schwierig und führte schließlich dazu, dass ein Chefarzt, aber auch der Geschäftsführer Möller selbst das Krankenhaus verlassen mussten.

Die negativen Auswirkungen all dessen schadeten dem guten Ruf des Krankenhauses. Die Medien berichteten wieder und wieder über negative Ereignisse aus der Vergangenheit und die Mitarbeiter wie auch die Patienten des Krankenhauses waren erheblich verunsichert. Fast jeder Mitarbeiter hatte damals Angst, bei dem kleinsten »Fehler« auch ein Opfer von schlechter Presse zu werden.

Besonders die Ärzte auf der Intensivstation begannen nun mit einer extensiven, meiner Meinung nach überflüssigen Diagnostik und mit extrem teuren Therapien. Die Angst, ja keinen Fehler zu machen, führte zu einer Kostenexplosion. Besonders deutlich wurde das beim überproportionalen Anstiegs des medizinischen Sachbedarfs, also von Medikamenten, Verbrauchsmaterialien, Laboruntersuchungen u. ä.; hier überstiegen die Aufwendungen den vereinbarten Kostenrahmen zeitweise um mehrere hunderttausend Deutsche Mark. Dieser Anstieg war medizinisch meiner Ansicht nach in keiner Weise zu rechtfertigen – man hat damals von einer »Hysterie-Indikation und Therapie« gesprochen.

Bereits ab 2002 hatte ich beobachten können, dass der Sachbedarf der Abteilungen aus dem Ruder lief. Fast jede Abteilung (mit Ausnahme meiner Klinik) überschritt ihren Etat, manche (wie die Kardiologie) konnten das mit der Einführung von innovativen Diagnostik- und Therapieverfahren begründen. Insbesondere durch die Einführung des Linksherzkatheter-Messplatzes konnten aber auch Mehreinnahmen erzielt und dadurch eine Teil der Verluste kompensiert werden. In vielen anderen Abteilungen war die Kostenexplosion mit sachlichen oder medizinischen Gründen jedoch schwer zu erklären. Zusätzlich musste man feststellen, dass trotz der Kostensteigerung keine Besserung der Patientenversorgung zu verzeichnen war.

In den Folgejahren wurde immer deutlicher, dass der Umgang mit den Finanzen des Krankenhauses nicht mehr stimmte. Das Haus musste nach und nach sein altes Vermögen und sämtliche Grundstucke, die ihm gehörten, verkaufen, um die kontinuierlich steigenden Kosten zu decken.

## Ärztlicher Direktor in Waldbröl (2004–2008)

Die Kinderklinik hatte sich im Laufe der Jahre gut entwickelt und einen stabilen und sicheren Zustand erreicht. Auch die Zusammenarbeit mit den anderen Kliniken im Hause und den anderen Chefärzten war gut und unproblematisch. Obwohl vom Alter her der jüngste, war ich doch inzwischen der dienstälteste Chefarzt im Krankenhaus. Als sich eines Tages die Frage stellte, wer Nachfolger des Ärztlichen Direktors werden könnte, wurde ich von den Kollegen aufgefordert, mich zur Wahl zu stellen – und wurde mit großer Mehrheit gewählt.

Somit war ich ab 2004 Ärztlicher Direktor des Kreiskrankenhauses Waldbröl und blieb in diesem Amt bis zur Schließung der Kinderklinik im Jahr 2008.

Die Aufgabe des Ärztlichen Direktors hat mehr oder weniger repräsentativen Charakter. Man muss viel Zeit opfern, um an diversen Sitzungen teilzunehmen und Kommissionen zu leiten. So wurde ich zum Beispiel automatisch Vorsitzender der Hygiene-Kommission, welche regelmäßig langwierige Sitzungen abhält. Währenddessen ging viel »goldene« Arbeitszeit in meiner Klinik verloren.

Ein positiver Aspekt war allerdings, dass mir vertrauliche Informationen und Einzelheiten, auch die verborgenen finanziellen Besonderheiten des Hauses, zur Kenntnis gelangten. Der Ärztliche Direktor muss bei Unstimmigkeiten und Konflikten zwischen den einzelnen Kollegen und auch bei Konflikten zwischen den leitenden Ärzten und der Verwaltung vermitteln. Manchmal ist das eine undankbare Aufgabe, weil die Verwaltungen erwarten, dass ihre Vorstellungen und Vorgaben uneingeschränkt vertreten werden. Diese Vorgaben werden gemeinsam in der Krankenhausbetriebsleitung (KBL) festgelegt, in der neben dem Verwaltungsdirektor der Pflegedirektor und der Ärztliche Direktor vertreten sind. Es ist aber faktisch so, dass die Verwaltungsdirektoren für sich die letzte Entscheidung behalten und die anderen nur pro forma gleichberechtigt erscheinen.

Während meiner Amtsperiode habe ich versucht, konsequent die Interessen und Vorstellungen meiner Chefarzt-Kollegen in den Vordergrund zu stellen, was dazu führte, dass ich deswegen mehrmals in Konflikt mit dem Geschäftsführer geriet, der dann den Vorsitzenden der Verwaltungsrats einschalten musste, um zwischen uns zu schlichten.

Meine Erfahrung hat mich gelehrt, dass ein Ärztlicher Direktor die Vorstellungen und Belange seiner ärztlichen Kollegen der Verwaltung gegenüber nur dann durchsetzen kann, wenn er tatsächlich über eine breite Basis an Unterstützung aus der Reihe seiner Chefarzt-Kollegen verfügt. Daher muss er ihr Vertrauen gewinnen. Eine wichtige Voraussetzung dafür ist, dass er demokratisch gewählt und nicht durch die Geschäftsleitung bestimmt wird.

Als ich ab 2004 Ärztlicher Direktor wurde und Einblick auch in die Bilanzen des Hauses hatte, musste ich mit Sorge erkennen, dass die Finanzen des Hauses entgleisten und sich die finanzielle Lage dramatisch verschlechterte. Leider setzte sich auch in den folgenden Jahren dieser negative Trend fort und bereits 2007 betrug das gesamte Defizit des Krankenhauses mehr als 7 Millionen Euro – das früher erarbeitete Kapital des Krankenhauses war inzwischen verbraucht.

In meiner Position als Ärztlicher Direktor konnte ich nun die ganze Entwicklung der »Holding-Bildung« verfolgen, die sich zwischen den beiden Krankenhäusern Waldbröl und Gummersbach anbahnte. Ich hatte Einsicht in sämtliche Daten und die finanziellen Ergebnisse beider Krankenhäuser, auch in die Analysen der auswärtigen Prüfgesellschaften, welche die Hintergründe für die wirtschaftlich schlechte Lage des Krankenhauses Waldbröl untersucht hatten. Darin wurde offengelegt, wo die Schwachstellen waren, welche

Abteilungen und Kliniken große Verluste verursachten und wer Gewinne erwirtschaftete. Da die Kinderklinik von den beabsichtigten Veränderungen am meisten betroffen war, habe ich versucht, mich aus den Diskussionen über das Thema herauszuhalten. Ich verstand, dass eine Fusion auf uns zukam und eine der beiden Kinderklinken geschlossen werden würde. Mir war klar, dass jeder falsche oder unüberlegte Kommentar von meiner Seite dazu führen konnte, dass man mich bei der Planung einer Leitung für die neue Kinderklinik eventuell nicht berücksichtigen würde.

Der Oberbergische Kreis, zu dem beide Kliniken gehören, beschloss also, das Krankenhaus Waldbröl mit dem Krankenhaus Gummersbach in einer Holding, einer Vorstufe zu einer Fusion, zusammen zu führen. Hintergrund dafür war die eher auf theoretischen Überlegungen als auf harten Fakten und Praxisnähe beruhende Vorstellung, dass sich so die finanzielle Lage beider Krankenhäuser verbessern könnte. Der Fusionsgedanke basierte auf der – meines Erachten falschen – Annahme, dass bei einer Zusammenlegung Synergien erzielt und Personal und Ressourcen gespart werden könnten. Insbesondere die Kinderkliniken in Waldbröl und in Gummersbach waren im Visier, hier sollte aus beiden Kliniken eine Klinik entstehen. Dass das jedoch konsequenterweise dazu führen musste, dass auch andere Abteilungen, wie z. B. die Gynäkologie das gleiche Schicksal erleiden würden, wurde zunächst nicht realisiert.

In dieser turbulenten Lage beauftragte der Verwaltungsrat ein unabhängiges Institut, Analysen und Prüfungen durchzuführen um herauszufinden, wo die Defizite im Krankenhaus entstanden. Es sollte eruiert werden, welche Abteilungen im Krankenhaus Waldbröl defizitär und welche wirtschaftlich erfolgreich arbeiteten. Die Analyse zeigte am Ende, dass nur zwei Abteilungen des Krankenhauses, die Kardiologie und die Pädiatrie, schwarze Zahlen schrieben.

Ich hatte kein anderes Resultat erwartet, während das Ergebnis für alle anderen Beteiligten wohl eine große Überraschung war. Man wusste, dass die Kardiologie (unter Leitung von Professor Karl Otto Bischoff) gut dastand und erfolgreich war, aber dass ausgerechnet die Kinderklinik auch Gewinne erwirtschaftete, war nicht erwartet worden. Die meisten anderen Kinderkliniken in Deutschland arbeiteten in der Regel defizitär und mussten oft durch andere Abteilungen quersubventioniert werden. Mein Vorgehen, die Klinik systematisch mit einer relativ kleinen Personaldecke zu führen und auch die Ausgaben für den medizinischen Sachbedarf so niedrig wie möglich zu halten, hatte sich als richtig erwiesen. Auch meine Kollegen und Mitarbeiter waren darauf eingestellt, mit Laborleistungen sparsam umzugehen, Laboruntersuchungen nur gezielt und diagnosebezogen anzuordnen und sie nur punktuell durchzuführen, insbesondere keine Massenuntersuchungen (wie das Torch-Screening[13] u. ä.) vorzunehmen.

Wir führten zwar auch ein sogenanntes Routine-Labor bei jedem Patienten durch, diese Routine war jedoch begrenzt auf definierte Laborleistungen mit überschaubaren Kosten. Die Erfahrung zeigt, dass, je erfahrener ein Arzt ist, desto weniger ordnet er Laboruntersuchungen an, und je unerfahrener er ist, desto häufiger werden Laboruntersuchungen in den Mittelpunkt gestellt.

Ähnliches betraf (und betrifft noch heute) die Einführung neuer Medikamente, besonders die Antibiotika. Junge und eher unerfahrene Kollegen neigen manchmal dazu, die neuesten (und teuersten) Antibiotika einzusetzen im Glauben, dass, je breitbandiger, neuer und teurer ein Mittel ist, desto effektiver und besser sei es. Dies wird natürlich von Seiten der Pharmaindustrie und manchmal durch verdeckte Werbung durch einige »Experten« massiv vorangetrieben. Manchmal betragen die Tageskosten eines neue Medikaments mehr

13 Das »TORCH«-Screening wird beispielsweise als Suchmethode zur Abklärung einer angeborenen Neugeborenen-Infektion in fast allen Kinderkliniken praktiziert. Die Kosten dafür sind enorm, die Ausbeute ist aber sehr gering und die Ergebnisse manchmal irreführend.

als das Hundertfache eines alten, bewährten Präparats, ohne dass es dafür einen sicheren Beleg gibt, dass es tatsächlich dem alten Mittel überlegen ist. Umgekehrt bergen solche neue Präparate das Risiko noch nicht bekannt gewordener Nebenwirkungen und gravierender Komplikationen.

Deshalb hatte ich mit meinem Team nach ausführlichem Studium der Literatur und aufgrund eigener Erfahrungen in unserer Klinik die sichersten und wirksamsten Medikamente (in der alltäglichen Routinetherapie der einzelnen Erkrankungen) als »Standard« eingeführt – dieser Standard wurde immer wieder aktualisiert. Die Präparate, die wir als Standard festschrieben, waren nicht immer die neuesten, aber mit Sicherheit die wirksamsten und zugleich die sichersten in der Therapie.

Mit diesem System in der Diagnostik und Therapie konnte ich über alle Jahre unseren medizinischen Sachbedarf in einem vernünftigen wirtschaftlichen Rahmen halten, ohne dabei die Qualität und Sicherheit unserer Patienten zu gefährden.

## Ärztliche Erfahrungen und allgemeine Hinweise

Ich pflege meinen jungen Assistenten beizubringen, bei der Diagnosefindung nach bestimmten einfachen Regeln vorzugehen, insbesondere empfehle ich ihnen, nach der Regel der Pathophysiologie vorzugehen. Jede Erkrankung lässt sich anders erkennen und diagnostizieren: Bei vielen Erkrankungen kann man allein durch eine gezielte, intelligente Befragung und Anamneseerhebung, sogar ohne eine klinische Untersuchung, die Diagnose oder zumindest eine Verdachtsdiagnose stellen. Manchmal geht das nur durch Abtasten oder durch einige wenige spezifische Tests. In vielen Fällen reicht sogar ein gezielter Blick zum Patienten (Blickdiagnose), um die Art der Erkrankung festzustellen. Das betrifft vor allem auch Kinderärzte und ich rate meinen Assistenten manchmal mit einem Augenzwinkern, jeder von ihnen solle mit der Zeit ein »Adlerauge« entwickeln, um eine schnelle, preiswerte und sichere Diagnose stellen zu können. Von besonderer Bedeutung ist es außerdem, immer den Patienten ganzheitlich zu sehen und nicht nur ein einzelnes Organ spezifisch und isoliert zu betrachten.

Im Umgang mit meinen Mitarbeiter war ich »weich wie Butter und hart wie ein Stein«, je nach Situation und Umständen. Ich weiß, dass ich manchmal den einen oder anderen verletzt habe, aber ich tat dies nie böswillig oder absichtlich, sondern ich reagierte bisweilen der Situation entsprechend und traf auch Entscheidungen, die nicht allen gefielen. Auch heute noch kann es durchaus vorkommen, dass ich mich gegen den Willen mehrerer Mitarbeiter entscheide, wenn ich von der Richtigkeit meiner Entscheidung überzeugt bin.

Mein Führungsstil ist mit Sicherheit auch nicht nur durch positive Eigenschaften gekennzeichnet, aber ich glaube, dass ich über eine sehr wichtige positive Eigenschaft verfüge: Ich war nie nachtragend. Das bedeutet für mich, egal wie hart oder unangenehm eine Diskussion oder der Disput mit einem Mitarbeiter sein mag, das Ganze endet kurz nach diesem Ereignis. Ich versuche so schnell wie möglich, das Negative zu vergessen und mit einem neuen, positiven Aspekt zu denken und weiterzuarbeiten. Ein Chef darf nie nachtragend sein, sonst würden er und seine Mannschaft unter Dauerstress leiden – und er persönlich wurde nie glücklich sein können.

Ich habe immer die Meinung vertreten, dass eine gute Medizin nicht unbedingt teuer sein muss und dass es keinen linearen Zusammenhang zwischen guter und teurer Medizin gibt. Manchmal ist es sogar umgekehrt. Denn je erfahrener ein Arzt ist, desto weniger muss er seine Patienten mit unnötiger, manchmal teurer, ja, belastender und sogar riskanter Diagnostik malträtieren und kann dementsprechend eine sicherere und preiswertere Therapie durchführen.

Während meiner gesamten Zeit als Chefarzt habe ich versucht, ein Vorbild für meine Mitarbeiter zu sein. Dies erfordert, dass man sich viele Eigenschaften aneignet, welche der Rolle des Chefs nicht nur formal, sondern inhaltlich gerecht werden. Ganz wesentlich gehören dazu seine menschlichen Eigenschaften und seine Beziehung zu seinen Mitarbeitern. Ein Chefarzt muss seine Leute human, mit Respekt und unter Anerkennung ihrer Leistungen behandeln, gerecht zu ihnen sein, Verständnis für ihre Nöte zeigen und vor allem fachlich überdurchschnittlich gut und auf dem neusten Stand des Wissens sein, damit er seine Mitarbeiter überzeugen kann. Ein guter Chef muss bereit und in der Lage sein, Verantwortung zu tragen und Entscheidungen zu treffen, insbesondere in Grenzsituationen und bei schwierigen, unklaren Fällen. Hier muss er dafür sorgen, dass klare Verhältnisse geschaffen werden, indem er die Verantwortung trägt und seine Mitarbeiter nicht alleine »im Regen stehen« müssen. Bezüglich seiner Vorbildfunktion muss er nicht nur arbeitsam und pünktlich, lernfähig, gerecht und großzügig sein, sondern sollte vor allem auch in der Lage sein, seinen Mitarbeitern wenn nötig zu verzeihen.

Manche junge Assistenzärzte glauben mitunter, ich sei »altmodisch«, wenn sie herausfinden, dass in unserer Klinik »ältere Präparate« in der Routinetherapie als Standard gelten. Manche von ihnen wissen natürlich nicht, welche Überlegungen und Diskussionen vorher stattgefunden haben, bevor dies oder jenes Präparat als Standard eingeführt wurde. In den folgenden Monaten und Jahren erkennen sie langsam, dass das, was sie in ihrer Station vorfanden, der neueste Stand des Wissens ist. Vor dem Hintergrund meiner breitgefächerten Ausbildung in verschiedenen Subspezialitäten, meiner langjährigen eigenen Erfahrung, vor allem meiner häufigen Teilnahme an vielen nationalen und internationalen medizinischen Tagungen und Kongressen und den dortigen Diskussionen über die Einführung neuer Präparate interessiert es mich immer besonders, von welcher Seite die Pro-Argumentationen kommen, um ein bestimmtes Mittel einzuführen. Dabei habe ich mit der Zeit gelernt zu unterscheiden zwischen echten Innovationen und einer Scheinqualität, die von den entsprechenden Firmen und durch bestimmte Ärzte propagiert wird.

## Schließung der Kinderklinik in Waldbröl

Es war offensichtlich eine beschlossene Sache, dass die Kinderklinik in Waldbröl zugunsten der Kinderklinik in Gummersbach geschlossen werden sollte. Dass die Kinderklinik in Gummersbach defizitär und unwirtschaftlich war – wie es die Analysen der beauftragten Institute auswiesen – und Waldbröl schwarze Zahlen schrieb, interessierte offensichtlich bereits nicht mehr. Diese Tatsache war bekannt geworden und wurde im Verwaltungsrat diskutiert.

Als die Fusion beider Kliniken unweigerlich fortschritt, wurde ich von der Verwaltung in Waldbröl gebeten, ein »Konzept« zu entwickeln, wie ich mir die Zukunft beider Kliniken vorstellte. Meine Kernidee war, aus den beiden Kinderkliniken eine »zentrale Klinik« mit einer kleinen »Dependance« zu bilden. Dabei war mir klar, dass die »Zentrale« die große Klinik in Gummersbach sein würde, während die kleine »Dependance« in Waldbröl blieb.

In der kleinen Klinik sollten nach meiner Vorstellung ein Assistenzarzt und ein Oberarzt tagesüber arbeiten und dafür sorgen, dass eine Basisversorgung für die Kinder in Waldbröl (Südkreis) sichergestellt wäre. Da ich in Waldbröl wohne, war ich bereit, diese kleine Klinik zusätzlich zu meiner neuen Aufgabe in Gummersbach mit zu betreuen. Besonders am Abend und in der Nacht war ich bereit, die Kinderklink und auch die Risikogeburten in der Gynäkologie zu betreuen. Diese Überlegungen haben die Verwaltung in Gummersbach allerdings nicht überzeugt. Ihr Plan stand offensichtlich von Anfang an fest: Die Kinderklinik in Waldbröl sollte komplett geschlossen werden, obwohl es klar war, dass nach Schließung der Kinderklinik die Gynäkologie in Waldbröl mittelfristig ebenfalls nicht zu halten war; genau das geschah später.

In der Verwaltung hatte man offensichtlich die Vorstellung, dass ein großer Teil der Patienten (von mindestens 60 Prozent war die Rede), die im Krankenhaus Waldbröl behandelt worden waren, nach Gummersbach wechseln würden. Dass die spätere Entwicklung dem nicht entsprechen würde, war meiner Einschätzung nach absehbar. Aber die Geschäftsführung wollte von mir keine Ratschläge hören und ich persönlich wollte auch keinen ungebetenen Rat erteilen.

Die Ereignisse nahmen ihren Lauf: In den ersten Monaten des Jahres 2008 fiel die Entscheidung, die Kinderklinik in Waldbröl, die über einhundert Jahre dort ansässig gewesen war, zum 31. August 2008 komplett zu schließen und noch nicht einmal eine Dependance dort zu lassen. Jetzt musste sie endgültig ihre Tore schließen.

Diese Entscheidung war nicht nur für mich bitter, sondern vor allem für die Bevölkerung des Südkreises der Oberbergischen Region, die durch die Klinik hauptsächlich versorgt wurde. Für mich war es bitter, weil ich in den vergangenen 22 Jahren meiner Arbeit in der Klinik einen intensiven Kontakt zu den Menschen aufgebaut hatte, ich identifizierte mich mit ihnen, ich war ja hier »groß« und bekannt geworden und empfand für die Menschen ein Art Fürsorge. Fast jeder Bürger kannte und kennt mich. Wo immer ich heute in Waldbröl hingehe, werde ich nett und freundlich gegrüßt. Damals ahnte ich, dass sich die Versorgung der Kinder hier deutlich verschlechtern würde, aber ich hatte keine Möglichkeit, irgendetwas zu unternehmen, um die Klinik zu retten.

Meine Position als Chefarzt blieb bestehen, nun allerdings für die Kinderklinik in Gummersbach, wo der damalige Chefarzt kurz vor seiner Pensionierung stand. Mit ihm hatte ich schon früh Gespräche geführt, wir hatten gemeinsam das Konzept für die Zusammenarbeit beider Kliniken entwickelt und waren uns anfänglich einig, dass eine kleine Klinik in Waldbröl neben der Kinderklinik in Gummersbach erhalten bleiben sollte. Leider ist dann anders entschieden worden. Nach seiner Pensionierung konnte ich von ihm die Leitung der Kinderklinik zum 1. September 2008 übernehmen.

Ich spürte, dass die Verwaltung in Gummersbach mir kaum zutraute, die Kinderklinik zu führen, weil sie offensichtlich der Vorstellung anhing, dass in Waldbröl in den vergangenen Jahren alles falsch gelaufen sei und ich – als Teil dieses Systems – am Niedergang mitschuldig war. Diese Einstellung führte sogar dazu, dass angedacht wurde, die Abteilung für die Versorgung der Neugeborenen, die Neonatologie, von der Kinderklink zu trennen und sie als selbständige Abteilung mit einem eigenen Chefarzt zu führen (was für eine kleine Klinik dieser Größenordnung ungewöhnlich ist). Diese Idee wurde später aufgegeben. Die Skepsis und die Vorurteile mir und meinen Fähigkeiten gegenüber waren zunächst also in vielen Bereichen spürbar.

## Chefarzt der Kinderklinik in Gummersbach (2008–2015)

Es war der 1. September 2009, als ich meine Tätigkeit als Chefarzt der Kinderklinik in Gummersbach begann. Einige Ärzte und Schwestern aus meiner Klinik in Waldbröl arbeiteten bereits hier und hatten erste Erfahrungen gemacht; von ihnen konnte ich zunächst viel Notwendiges und Wesentliches erfahren.

Bereits vor meinem Wechsel nach Gummersbach hatte es aber schon Probleme mit der Verwaltung gegeben. Die Tatsache, dass ich aus Waldbröl kam, war von vornherein negativ behaftet und auch meine Übernahme als Chefarzt in Gummersbach war vermutlich nicht ganz freiwillig erfolgt. Eines der Probleme der Verwaltung mit mir war, dass man meinen »alten« Dienstvertrag aus Waldbröl nicht übernehmen wollte, sondern mit mir einen neuen Vertrag, ähnlich wie bei neu eingestellten Chefärzten, abschließen wollte. Dies hätte jedoch eine erhebliche Verschlechterung in vielen Bereichen für mich bedeutet und deshalb erhob ich dagegen Einspruch und wehrte mich. Erst mit anwaltlicher Unterstützung von Dr. Ulrich Baur (Düsseldorf) und der Hilfe der Rechtsabteilung des Marburger Bundes und der Ärztekammer Nordrhein – alle waren sich ohne Einschränkung darin einig, dass mein Vertrag aus Waldbröl als »Überleitungsvertrag« ohne irgendwelche Änderung gültig bleiben müsste – konnte ich erreichen, dass nach vielen, langen und konfliktbeladenen Gesprächen mein alter Vertrag unverändert übernommen wurde. Seitdem normalisierte sich die Situation spürbar; mit der Verwaltung und dem Geschäftsführer konnte ich nun kooperativ und in einem guten Stil bis zu dessen Pensionierung und dann auch mit seinem Nachfolger harmonisch zusammenarbeiten.

Rückblickend erscheint mir die Anfangsphase meiner Tätigkeit in Gummersbach doch recht problembeladen und konfliktreich – es bestanden weitgehende Differenzen in den verschiedensten Bereichen und auch im persönlichen Umgang miteinander. Aber ich hatte ja die Position als Chefarzt der Kinderklinik in Gummersbach übernommen, um weiterhin verantwortungsvoll und erfolgreich gute Medizin zu ermöglichen, und nicht etwa mit dem Ziel, um meine Position kämpfen zu wollen.

In dieser konfliktbeladenen Atmosphäre war die Skepsis einiger Mitarbeiter der Klinik mir gegenüber durchaus spürbar und meine Versuche, mich in einer netten und kollegialen Weise zu verhalten, fanden leider nicht bei allen gleichermaßen Zuspruch. So waren verschiedentlich und über einen längeren Zeitraum klärende Gespräche notwendig. Allerdings wollte ich gerade zu Beginn meiner Tätigkeit der Verwaltung keinen Grund liefern, mich als konfliktfreudige Person einzustufen und dies gegen mich einzusetzen. Nach dem Weggang einiger Mitarbeiter beruhigte sich die angespannte Situation in der Kinderklinik und ich konnte schließlich selbst neue Mitarbeiter einstellen, die meiner Vorstellung von Zusammenarbeit entsprachen und die sich mir gegenüber loyal verhielten.

In dieser schwierigen Zeit halfen mir oft meine neu engagierten Ärztlichen Mitarbeiter Dr. Bülent Adasoglu und Dr. Thomas Vollmert, vor allem aber meine damalige Assistentin und spätere Oberärztin Frau Angela Hoffmann. Sie alle hielten mir mit viel Engagement und Kooperation den Rücken frei – ich bin ihnen dafür zu großem Dank verpflichtet.

Endlich hatte sich das Arbeitsklima in der Kinderklinik beruhigt, die Konflikte mit der Verwaltung waren beendet und ein neues ärztliches Team war gebildet worden. In den folgenden sechs Jahren bis zum Ende meiner Tätigkeit in Gummersbach ermöglichte dieses gute Arbeitsklima eine positive und harmonische Atmosphäre, die ich konsequent gepflegt habe und die die Grundlage war für ein kooperatives, erfolgreiches Handeln auf ärztlicher und pflegerischer Seite. In den letzten Jahren meiner Tätigkeit in Gummersbach konnte ich eine gute Arbeitsatmosphäre in allen Bereichen feststellen; auch deshalb habe ich es sehr bedauert, dass ich diese guten Mitarbeiter schließlich verlassen musste.

Als ich dann feststellte, dass das »Pensionsalter« und das Thema Pensionierung näher rückten, wurde mir klar, wie wenig ich mir vorstellen konnte, nicht mehr tätig zu sein – ich wollte weiter arbeiten. Mir fiel auf, dass ich allein im Jahr 2015 – zuletzt noch im Dezember – an sieben nationalen bzw. internationalen Kongressen teilgenommen hatte. Warum und wozu besuchte ich noch diese Fortbildungsveranstaltungen? Mir war klar, dass ich über viel Wissen und Erfahrung verfüge, die ich an meine jungen Mitarbeiter vermitteln wollte. Von Müdigkeit oder der Sehnsucht nach Pensionierung spürte ich nichts, im Gegenteil, ich fühlte mich gesund und fähig, jegliche Leistung zu erbringen oder Anforderungen zu erfüllen. In dieser Hinsicht war Altbundeskanzler Helmut Schmidt immer mein Vorbild!

Allerdings gab es keine Möglichkeit und auch kein Angebot, in Gummersbach zu bleiben. Auch mein Vorhaben, nach Syrien zurückzukehren und dort an der Furat Universität meiner Heimatstadt Der-Ezzor am Euphrat zu lehren, war durch das seit 2011 andauernde Kriegsgeschehen verhindert.

Im Dezember 2014 nahm ich noch teil an einem medizinischen Kongress in Dubai und war sehr beeindruckt von der erfolgreichen medizinischen Entwicklung, dem hohen Lebensstandart und den guten Verdienstmöglichkeiten. Durch einen Zufall erfuhr ich von der Möglichkeit, dort arbeiten zu können: Das schien mir die Lösung zu sein für meinen Wunsch nach Weiterbeschäftigung – und meine Entscheidung, nach meiner Pensionierung in Gummersbach nach Dubai zu wechseln, stand bald fest.

Die Vorbereitungen für den Wechsel nach Dubai waren umfangreich; unter anderem musste ich meine englischen Sprachkenntnisse wieder auffrischen und einen Sprachkurs besuchen, denn für eine Arbeitserlaubnis in Dubai muss eine Prüfung in englischer Sprache absolviert werden. Alle notwendigen Vorbereitungen verliefen nach Plan, alle erforderlichen hohen Gebühren hatte ich bereits gezahlt und es musste nur noch die Arbeit bald beginnen.

Und dann erfahre ich plötzlich, dass an der Kinderklinik in Kirchen – unweit meines Wohnortes Waldbröl – eine Chefarztstelle akut vakant geworden ist! Nach kurzem Überlegen führte ich bald ein Gespräch mit dem dortigen Direktor Herrn Klaus Schmidt. Er wies mich auf die Gummersbach-ähnlichen Strukturen der Klinik hin – und meine Entscheidung, nach meiner offiziellen Pensionierung nun doch in Deutschland zu bleiben, war recht schnell gefallen. Darüber freute sich vor allem auch meine Familie, die nicht ganz so begeistert von der Idee meines Wechsels nach Dubai gewesen war.

Und so begann im Januar 2016 für mich an der Kinderklinik in Kirchen eine neue Ära, die ich später einmal ausführlich kommentieren werde.

# VI. Rückblick und kritische Betrachtung meiner 40jährigen ärztlichen Tätigkeit

Wenn ich meine Erfahrungen und Erlebnisse der letzten 40 Jahre in deutschen Krankenhäusern rückblickend betrachte, fallen mir neben den vielen positiven Aspekten und den enormen Fortschritten in der medizinischen Versorgung einige – ich nenne sie einmal bewusst und pointiert – Fehlentwicklungen oder »Auswüchse« auf, von denen sich etliche allerdings schon jetzt negativ auf die Versorgung der Menschen in diesem Land auswirken.

Es ist mir klar und auch nachvollziehbar, dass meine Ansichten nicht bei jedem Zustimmung finden werden, denn jede Medaille oder Sache hat immer zwei Seiten, und diejenigen, die diese Entwicklungen herbeiführen, haben natürlich auch ihre Gründe und Motive. Also sollen meine Anmerkungen als eine kritische Betrachtung zu den Entwicklungen verstanden werden, die sich zum Teil verselbständigt haben und außer Kontrolle zu geraten drohen. Ich werde hier nicht alle Aspekte meiner Überlegungen darstellen können, aber ich möchte versuchen, die wenigen wesentlichen Punkte dieser Fehlentwicklungen kurz zu kommentieren, ohne sie in aller Ausführlichkeit zu analysieren, denn das würde hier den Rahmen sprengen. Jedes dieser Phänomene stellt für sich allein schon ein umfangreiches Thema dar und wenn man jedes ausführlich beschreiben wollte, brauchte man mehrere Bücher.

## 1. Gesundheitsreformen und Lobbyisten

Seit Anfang der achtziger Jahre begann die Politik in Deutschland in fast regelmäßigen Abständen, bei beinahe jedem Regierungswechsel, mit einer sogenannten »Gesundheitsreform«. Für solche Reformen gab es in der Vergangenheit auch verschiedene Namen, jede Regierung fand jeweils eine passende, prägnante Benennung. Das erklärte Hauptziel war es immer, sowohl die Versorgung der Patienten zu optimieren als auch die Kosten im Gesundheitssystem zu dämpfen.

Im Ergebnis zeigt sich jedoch heute, dass nach keiner Reform eine wesentliche Besserung der Versorgung erzielt wurde und dass statt der versprochenen Kostendämpfung eine Kostenexplosion auftrat. Hauptgrund für eine solche Entwicklung ist, dass die Politik den Menschen immer verspricht, für sie die beste (nicht die notwendige) medizinische Versorgung zu gewährleisten. Also wird kein Limit oder eine Kostenkontrolle eingeführt. Entsprechend dieser Vorstellung möchte jeder Patient logischerweise für sich sämtliche Errungenschaften der Medizin beanspruchen können, unabhängig davon, was und wie viel er selbst in das System eingezahlt hat. Meiner Meinung nach wird es nie eine wirksame Kostenkontrolle geben, wenn nicht die Patienten an den Kosten, die für sie entstehen, beteiligt werden. Denkbar wäre zum Beispiel die Einführung einer prozentualen Beteiligung der Patienten, gestaffelt nach ihrem Einkommen und natürlich mit der Möglichkeit einer sozialen Abfederung und der Berücksichtigung von Härtefällen.

Solche unpopulären Maßnahmen werden aber in Deutschland in absehbarer Zeit nicht eingeführt, weil sich keine politische Partei solche Themen zu eigen macht und auch die Regierung sich nicht an den wahren Grund der Kostensteigerung herantasten will, denn diese Themen kosten bei Wahlen eher Stimmen, als dass sie welche bringen. Umgekehrt werden die Menschen ermuntert, dem System noch mehr Leistung abzuverlangen, und somit läuft die Spirale der Kostensteigerung ungebremst weiter.

Immerhin geht es hier um eine riesige Wirtschaftbranche mit Einkünften in Milliardenhöhe, daher agieren mächtige Lobbyisten, welche im Hintergrund die Interessen der verschiedenen Gruppierungen des Systems vehement vertreten. Diese Lobbyisten widersetzen sich jedem Versuch, ihre Pfründe zu verlieren. Die wichtigsten Lobbyisten (Player) sind die Ärzte, vertreten durch die Kassenärztliche Vereinigung (KV), die Krankenkassen-Vertreter und die Lobbyisten der Pharmaindustrie. Keine Regierung hat den Mut und den Willen, den Widerstand der vielen Lobbyisten des Systems zu brechen, weil jede Lobby sich zunächst die Unterstützung von einigen Politikern und von den Entscheidungsträgern des Gesundheitssystems in Deutschland sichert – zu nennen sind insbesondere Vertreter aus dem Bundesministerium für Gesundheit und dem Gesundheitsausschusses des Deutschen Bundestages.

Ein anschauliches Beispiel für den Widerstand der Lobbyisten war für mich die KV (Kassenärztliche Vereinigung). Als Horst Seehofer (CSU) noch Gesundheitsminister (1992–1998) war, beschwerte er sich über die Macht und den Widerstand der KV gegen seine Reformpläne und wollte ihre Macht beschränken. Dies gelang ihm wegen des Widerstands der SPD nicht. In einem Interview sagte er einmal, er werde, wenn er irgendwann Zeit habe, über die Macht der Lobbyisten in Deutschland ein Buch schreiben.

Einige Jahre später wurde Gerhard Schröder (SPD) Bundeskanzler. Dieser hatte noch 2004 in seiner Regierungserklärung die Absicht erklärt, die Macht der KV zu schwächen und sie in ihre Schranken zu weisen. Aber das Vorhaben von Kanzler Schröder ist ausgerechnet am Widerstand von Herrn Seehofer gescheitert.

Die Pharmaindustrie entwickelt ständig neue Medikamente und verlangt inzwischen Preise dafür, die sogar für reiche Industrieländer fast unbezahlbar sind. Zum Beispiel produziert sie seit einigen Jahren Medikamente für schwere und seltene Krankheiten, welche früher als unheilbar galten, sogenannte Orphan Drugs. Diese Medikamente haben extrem hohe Preise, welche jedes vernünftige und vorstellbare Maß überschreiten. So betragen zum Beispiel die Jahrestherapiekosten eines neuen Mittels gegen Mukoviszidose[14] etwa 250.000 Euro. Bei einem neuen Mittel gegen chronische Hepatitis C kostet eine einzige Tablette 700 Euro, der Therapiezyklus von 6 Monaten kostet also einige hunderttausend Euro. Ein neues Mittel

14 Mukoviszidose – angeborene Stoffwechselerkrankung; betrifft vor allem das Atmungs- und Verdauungssystem.

gegen eine angeborene Muskelerkrankung erfordert Therapiekosten von etwa 400.000 Euro pro Jahr, berechnet auf ein Kind im Alter von fünf Jahren. Bei älteren Kindern können die Kosten bis zu einer Million Euro im Jahr betragen. Medikamente gegen die seltene Speicherkrankheit und eine Knochenfehlbildung haben vergleichbar unvorstellbare Preise. Allein die Ausgaben für diese seltenen Erkrankungen, die nur eine sehr kleine Gruppe der Bevölkerung betreffen, gehen in die Milliarden, was zu Lasten der allgemeinen Versorgung der Bevölkerung geht. Man muss die Frage stellen dürfen, wie teuer ein Medikament sein darf und mit welcher Begründung solch »astronomische« Preise verlangt werden.

Aber die Kostenschraube dreht sich vorerst weiter und die Kosten steigen und steigen. Eine Kostendämpfung oder gar das Einfrieren von Kosten im Gesundheitssystem gab es in der Vergangenheit nicht und wird es meiner Ansicht nach auch in der Zukunft nicht geben. Diese Entwicklung – wenn sie nicht verhindert wird – wird irgendwann zum Kollaps des gesamten Systems führen.

**2. Das DRG- System**[15]

Die Einführung der DRG im Jahr 2004 hat das Gesundheitssystem in Deutschland grundlegend geändert. Bekanntlich stammt das System aus Australien, wo etwa 100 Gruppen der häufigsten Krankheiten als Fallpauschale vernünftig abzurechen sind.

In Deutschland hat man das System übernommen und aus den 100 Gruppen akribisch und »mit deutscher Präzision« mehr als 1.100 Fallpauschalen gemacht. Damit wurde das System unüberschaubar und kompliziert und – bewusst oder unbewusst – wurden Tür und Tor für einen Missbrauch geöffnet.

---

15 DRG (diagnosis related groups)- System – ein pauschalisierendes Abrechnungssystem, bei dem stationäre Behandlungen über Fallpauschalen abgerechnet werden.

Dieses System bestimmt heute die gesamten Arbeitsabläufe im Krankenhaus und ändert grundlegend die Strukturen: Entweder macht ein Krankenhaus den Patienten kränker als er tatsächlich ist, indem man bei ihm neben seinen vorliegenden Haupterkrankungen noch andere Nebenerkrankungen (meist alte Krankheiten) findet, um mehr Leistungen abrechnen zu können und die Einnahme zu maximieren. Denn je mehr Erkrankungen ein Patient hat, desto höher ist der Erlös bei ein und derselben Krankheit. Man nennt dies »Optimierungsprozesse« und dafür haben viele Krankenhäuser besondere Fachleute beschäftigt, sogar viele Fach- und Oberärzte wurden allein für diese Aufgabe abgestellt und dabei von ihren normalen ärztlichen Aufgaben befreit. Oder man beschränkt sich auf die notwendige Diagnostik und Behandlung und dadurch werden weniger Leistungen berechnet und entsprechend weniger Vergütungen generiert. Dann gerät das Krankenhaus in rote Zahlen und finanzielle Schwierigkeiten, was manchmal dazu führt, dass das Krankenhaus insolvent wird und eventuell geschlossen werden muss.

Im Übrigen sind seit der Einführung der DRG-Systems in Deutschland über siebenhundert Krankenhäuser von der Versorgungsfläche verschwunden. Nicht etwa, weil sie eine schlechte medizinische Versorgung leisteten, sondern weil sie die Abrechnungen ihrer Leistungen nicht »optimieren« konnten.

Weil dieses System ebenfalls für die Universitätskliniken gilt, schreiben auch sie im Wesentlichen rote Zahlen; viele von ihnen haben deswegen kein Geld mehr für Forschung und Lehre und somit lässt ihre wissenschaftliche Leistung nach.

Durch solche Systeme wird die Arzt-Patienten-Beziehung grundlegend verändert, von einer humanen, fürsorglichen wird sie in eine kommerzielle, nützliche Beziehung umgewandelt. Das System verleitet dazu, den Patienten als Kunden, als Ware oder Objekt wahrzunehmen, um von ihm ein Maximum an Erlösen zu erzielen.

Diese Ökonomisierung der Medizin erleichtert und verführt zum Missbrauch und zwingt häufig insbesondere noch eher unerfahrene Ärzte zu Übertreibungen in ihren Diagnosen und Therapien, um bessere Erlöse für ihr Krankenhaus zu erzielen. Man kommt manchmal in Konflikt mit sich selbst, weil man die eigene ethische Überzeugung überprüfen und hinterfragen muss. Durch die Ökonomisierung der Medizin gibt es zwei Verlierer: die Patienten und die Mitarbeiter des Krankenhauses.

**3. Die Dokumentationspflicht**

In den letzten Jahren nahm die Flut der Dokumentationen zu und erreichte zeitweise einen pathologischen Zustand. Es scheint, als habe das Dokumentieren manchmal Vorrang vor der gründlichen Untersuchung und Behandlung der Patienten. Die Kollegen müssen alles dokumentieren, nicht den Patienten zuliebe, sondern um sich selbst vor Haftungsprozessen zu schützen. Diese Dokumentationsflut beschränkt sich nicht nur auf die Ärzte, sondern mittlerweile ist das Pflegepersonal auch einbezogen. Es ist manchmal traurig zu beobachten, wie die »armen« Schwestern stundenlang vor dem PC sitzen und dokumentieren, während leidende Patienten auf der Station lange auf Hilfe warten müssen. Im Grunde ist es eine paradoxe Welt. Mittlerweile gibt es über 400 Dokumentationskriterien, welche die Ärzte und Schwestern einhalten müssen. Eine im Jahr 2015 durch das Nuance Communications Unternehmen durchgeführte Umfrage ergab, dass der gesamte Aufwand für die Dokumentationen im ärztlichen Dienst vier Stunden beträgt, für die Pflegedienste drei Stunden und für Chefärzte sogar 5,5 Stunden pro Tag. Es zeigte sich auch, dass die Gesamtkosten der Dokumentation in einem 450-Betten-Haus circa 21 Prozent der Personalkosten für den ärztlichen und den Pflegedienst ausmachen.

Mit der zunehmenden Dokumentationsflut entsteht in den Kliniken ein Bürokratie-Monster mit vielen organisatorischen Prozessen, wie z. B. dem Entlassmanagement oder dem Case-Management. Mit jeder neuen Gesundheitsreform kommen neue Dokumentationen hinzu und der Teufelskreis besteht weiter.

**4. Haftungsprozesse**

Ich möchte auch die zunehmende Beschwerde- und Klagebereitschaft der Patienten gegenüber den Ärzten und Krankenhäusern ansprechen und den exorbitanten Anstieg der seitens der Gerichte geforderten Schadenersatzsummen: Diese stiegen in den letzten zwanzig Jahren um fast das Zehnfache an. Es herrschen heute bei uns beinahe amerikanische Verhältnisse, die dazu führten, dass die Versicherungsprämien massiv anstiegen und viele Krankenhäuser nicht mehr in der Lage sind, diese Summen zu zahlen. Außerdem wollen viele Versicherungen die Schadensabsicherung nicht mehr anbieten und kündigen ihre Verträge mit den Krankenhäusern. Ich erinnere an die Berichte über die Hebammen-Versicherung – zum Teil überstiegen die Versicherungssummen die Jahreseinkommen der Hebammen.

Waren Anfang der 80er Jahre nur einzelne Anwälte spezialisiert auf das Medizinhaftungsrecht, so beschäftigt heute eine einzige Anwaltskanzlei zwanzig dieser Fachanwälte – und alle wollen natürlich an diesem System verdienen.

Das Patientenrechtegesetz, welches in den letzten Jahren von Seiten der Politik als große Errungenschaft propagiert wurde, führte nicht zu mehr Sicherheit und Rechten der Patienten, sondern nur zu mehr Dokumentationen und defensiven medizinischen Prozeduren seitens der Ärzte und der Krankenhäuser, um sich vor Haftungsprozessen zu schützen. Dass die wertvolle Zeit, die für unsinnige Dokumentationen verwendet wird, von der Versorgungs- und Behandlungszeit der Patienten abgeht, wird nicht verstanden oder beachtet.

Man muss froh sein, dass die sogenannte »Beweislastumkehr« noch nicht in diesem Gesetzt festgeschrieben ist. Das hätte dazu geführt, dass Ärzte und Pflegepersonal noch mehr Zeit für die »Dokumentation« aufbringen. Viele unabsehbar negative Folgen und Risiken sowohl für die Ärzte als auch für die Patienten selbst könnten das Ergebnis sein.

**5. Spezialisierungen**

Die in den letzten zehn Jahren intensiv betriebene Subspezialisierung (zusätzliche Weiterbildungen und Schwerpunkte) hat dazu geführt, dass es allein in der Kinderheilkunde inzwischen siebzehn Subspezialisierungen gibt, von denen bisher elf durch die Ärztekammer anerkannt wurden. Daraus folgte, dass jede Fachgesellschaft für ihre Subspezialisierungen eigene Leitlinien und Vorschriften erlassen hat, welche nur von einer begrenzten Zahl von Kollegen und Kliniken durchgeführt werden »dürfen«. Im Grunde darf man, wenn man sich strikt an die Leitlinien und Richtlinien all dieser Gesellschaften hält, in einer normal kleinen oder mittelgroßen Klinik nur noch banale und/oder Routineerkrankungen (Lungen- und Darmentzündungen, Fieberkrämpfe, kleinere Unfälle) behandeln. Alles andere muss zu den sogenannten »Spezialisierten Kliniken bzw. Zentren« verlegt werden. Das war der Grund, warum ich über die Jahre viele Kenntnisse und Abschlüsse in Subspezialisierungen erworben habe, um die Versorgung der unterschiedlichen Spezialisierungen in meiner Klinik zu sichern!

Das eklatanteste Beispiel für diese Fehlentwicklung ist das Thema der »Mindestmenge« bei der Versorgung von Frühgeborenen unter 1500 Gramm. Die Richtlinien wurden sukzessiv dermaßen verschärft, dass dies – wenn man die Richtlinien exakt umsetzen will – bedeutet, dass alle Kliniken, die solche Kinder versorgen wollen, mindestens über vierzehn Assistenzärzte und über vier Oberärzte verfügen sollen. Das hat zur Folge, dass die meisten Kliniken in Deutschland nicht in der Lage sind, diese Voraussetzungen zu erfüllen. Sogar viele Universitätskliniken erfüllen nicht alle Voraussetzungen für die Versorgung dieser Kinder! Dass die Konstrukteure und Lobbyisten solcher Richtlinien nicht nur das Wohl der »Frühchen« im Auge haben, dürfte mittlerweile jedem bekannt sein.

### 6. Akademisierung der Pflegeberufe

Seit ein paar Jahren wird zunehmend über die Akademisierung der Pflegeberufe geredet und diese vorangetrieben. Das wird insbesondere auch politisch gefördert. Man fragt sich im Ernst, welchen Nutzen dies für das Gesundheitssystem bringen soll. Meines Erachtens wird diese Entwicklung dazu führen, dass sich letztlich ein noch kleinerer Personenkreis an der direkten Pflege und der Versorgung der Patienten beteiligen wird und die Tätigkeit der Pflege sich mehr auf den administrativen Bereich richtet (Organisation, Qualitätssicherung, Dokumentation, Optimierungsprozesse u. ä.). Wer sonst soll dann die Patienten im Krankenhaus pflegen? Soll der EDV-Mensch, der Techniker, der Verwaltungsmensch oder irgendeine andere, fremde Person dies tun? Ich denke, dass der Beruf der Krankenpfleger per definitionem nur für die Pflege der Patienten gedacht ist. Das wird auch seit über hundert Jahren mit großem Erfolg praktiziert. Einen akademischen bürokratischen neuen Beruf zu etablieren, wäre für die Versorgung der Patienten nicht förderlich, ja sogar eher hinderlich.

### 7. Zertifizierungen

Das Dauerthema in den Krankenhäusern ist in den letzten Jahren die sogenannte »Zertifizierung«. Jedes Krankenhaus, jede Abteilung, sogar jede Arztpraxis muss oder möchte sich zertifizieren lassen. Dafür müssen erhebliche Anstrengungen seitens der jeweiligen Kliniken unternommen werden, um sich durch »Qualität« für die Zertifizierung zu qualifizieren. Viele Voraussetzungen werden vorgeschrieben, u. a. die Benennung von vielen sogenannten »Beauftragten« für fast alle Bereiche im Krankenhaus. Zum Beispiel werden Beauftragte für die Transfusionen, für Hygiene, für CIRS[16] usw. verlangt; insgesamt sind momentan siebzehn Beauftragte zu benennen. Weil diese Aufgaben mehr »formal« als echte Aufgaben sind, vergessen viele dieser beauftragten Personen nach einiger Zeit, dass sie für einen bestimmten Bereich beauftragt sind.

---

16 CIRS – critical incident reporting system – Berichtssystem zur anonymisierten Meldung von kritischen Ereignissen im Gesundheitswesen

Jeder Krankenhauskollege weiß, dass solch eine formale und äußerliche Qualität nicht immer die wahre Realität des Krankenhauses wiederspiegelt und dass diese »Zertifiziererei« keine echte Qualität und keine Verbesserung der Leistung der einzelnen Mitarbeiter oder der Abteilung abbildet. Denn naturgemäß gibt jeder Mitarbeiter seine beste Leistung für seine Patienten, ohne Zwang oder wegen irgendwelcher vorgeschriebenen Scheinqualitätsmaßnahmen. Jeder weiß, dass am Ende eine solche Zertifizierung hauptsächlich für die Selbstdarstellung gedacht ist und letztlich mit vielen anderen Bildern irgendwo an einer Tafel im Krankenhaus landet, wo nach kurzer Zeit keiner mehr hinschaut.

Viele der erwähnten vermeintlichen Verbesserungen der Organisationsstrukturen und der Qualität in der medizinischen Versorgung führen direkt oder indirekt dazu, dass ein beträchtlicher Teil der Mitarbeiter im Krankenhaus seine kostbare Zeit mit unsinnigen Nebenaufgaben verliert und sie nicht in die originäre Versorgung der Patienten einbringen kann. Diese bürokratischen Maßnahmen führen sogar manchmal dazu, dass Belange der Mitarbeiter eher in den Mittelpunkt gestellt werden und der Patient selbst als nebensächlich erscheint. Er wird somit zum Opfer eines Systems, das eigentlich für ihn erfunden wurde und ihn heilen sollte.

Trotz alle dieser Störfaktoren und Fehlentwicklungen, die das Ausüben des Arztberufs und sein schönes Gesicht trüben, bleibt er einer der interessantesten und schönsten Berufe. Wenn ich wieder ein junger Mann wäre und noch einmal wählen könnte, würde ich mich nochmals für diesen Beruf, diese Berufung, entscheiden und meinen langen, steinigen Weg noch einmal gehen.

## Familienangelegenheiten

Bereits in meiner frühen Kindheit fühlte ich mich oft älter, als ich tatsächlich war. Ich merkte, dass ich wenig Lust hatte, mit anderen

Kindern zu spielen und ging oft alleine spazieren, wenn andere Kinder sich miteinander vergnügten. Gab mein Vater mir ein bisschen Geld, so sparte ich es meist und gab es nicht für Spiele oder Süßigkeit aus.

In der Zeit, als ich im Gymnasium war, suchte ich mir immer eine ruhige Ecke und beobachtete meine Mitschüler und wunderte mich, wie sie ihre Zeit mit – wie ich damals fand – unsinnigen Spielen und »Dummheiten« verloren.

In meiner Jugendzeit pflegte ich Freundschaften mit Jugendlichen, die häufig viel älter als ich waren, mit denen ich mich aber gut verstand. Als ich 17 Jahre alt war, hatte ich das Gefühl, ich könnte bereits eine große Familie ernähren! Warum ich damals solche Gedanken hatte, weiß ich bis heute nicht, aber vielleicht wollte der liebe Gott, dass ich später tatsächlich eine große Familie »versorge«.

Als Kind erlebte ich oft mit, wie einige meiner Verwandten in unserem Dorf Boussairah sich über ihre Armut beschwerten und hofften, dass irgendjemand ihnen mit Geld helfen würde. Damals habe ich mit ihnen mitgelitten und geträumt, dass, wenn ich irgendwann einmal »groß und reich« wäre und über Geld verfügte, ich ihnen unbedingt helfen würde. Eine edle, sentimentale Vorstellung!

Es entwickelte sich bei mir der Drang und der Traum, so schnell wie möglich erwachsen und damit auch produktiv zu werden, um diesen Menschen etwas Gutes zu tun und sie vor allem mit Geld unterstützen zu können. Diese Vorstellungen haben mich sehr lange Zeit verfolgt, mich aber auch dazu angeregt, tatsächlich das umzusetzen, wovon ich in früher Kindheit geträumt hatte. Als ich später erfolgreich geworden war, versuchte ich, viele von den damaligen armen Verwandten »geräuschlos« zu unterstützen und ihnen meist unbemerkt Geld zuzustecken. Viele Neugierige wollten wissen, ob ich diesem oder jenem mit Geld geholfen hätte, aber ich versuchte immer, das heimlich zu machen und es nicht an die große Glocke zu hängen (unsere Religion sieht vor, dass in solch einer Situation die linke Hand nicht weiss, was die rechte tut). Ich sah in den Augen der Beschenkten Zeichen der Zufriedenheit und Dankbarkeit – das gab mir viel Befriedigung und Genugtuung.

Aber mein großer Traum war eigentlich, meinem Vater mindestens etwas von dem zurückzugeben, was er mir über viele Jahren mit Liebe gegeben hatte. Obwohl mein Vater niemals geäußert hatte, dass er sich von mir irgendetwas erhoffte, hatte ich dennoch das Gefühl, dass ich ihm viel schuldete.

Während meiner viermonatigen Militärzeit reichte das Gehalt gerade eben für das Essen und die Verkehrsmittel, so dass ich ihm zu dieser Zeit noch nichts schicken konnte. Nachdem ich jedoch vom Militär befreit war, wurde ich als Assistenzarzt in der Kinderklinik in Damaskus eingestellt, wo ich ein gutes Gehalt hatte in Höhe von 330 syrischen Pfund. Das entsprach damals circa 200 DM oder heute etwa 100 Euro. Da es die Universitäts-Kinderklinik war, an der ich arbeitete, durfte ich im Personalwohnheim wohnen und das Essen war dort quasi umsonst. Deswegen war das Gehalt für meine Verhältnisse sehr hoch und komfortabel. Von diesem Geld gab ich jeden Monat meinem in Damaskus lebenden älteren Bruder 100 syrische Pfund, vom Rest konnte ich noch etwas sparen.

Als sich meine Lage an der Universität stabilisierte, wollte ich so schnell wie möglich für meinen Vater etwas tun und einen Teil meiner »Schulden« zurückzahlen.

Mein Vater liebte die orientalischen Süßigkeiten sehr, besonders bestimmte Sorten aus Damaskus und Aleppo. Diese trockenen Süßigkeiten haben die Eigenschaften, sich bis zu einigen Monaten frisch zu halten, wenn sie an einem kühlen Ort gelagert werden. Deswegen gewöhnte ich mir an, jedes Mal, wenn ich meine Heimatstadt Der-Ezzor besuchte, eine Kiste dieser Süßigkeiten für meinen Vater mitzunehmen, worüber er sich riesig freute. Mein Vater aß diese Süßigkeiten häufig alleine und gab keinem anderen der Familie etwas davon ab. Er bewahrte sie im Keller auf, damit er in den nächsten Tagen und Wochen den Rest regelmäßig genießen konnte.

Das war das einzige, womit ich ihm eine Freude bereiten konnte. Er wollte einfach nichts anderes von mir, denn – genügsam wie er war – hatte er ja alles für seine bescheidenen Verhältnisse. Mein Bedürfnis, etwas zurückzugeben, rührte daher, dass mein Vater mir praktisch alles gegeben hatte, was er konnte, vor allem hatte er mein gesamtes Medizinstudium finanziert und dabei nicht ein einziges Mal irgendeinen meiner Wünsche abgelehnt oder über deren Notwendigkeit diskutiert. Er wusste, dass meine Bitten notwendig waren, während er sich dessen nicht sicher schien, wenn einer meiner Brüder etwas von ihm haben wollte. Er hatte oft seine Zweifel, was ihre Wünsche betraf, und befürchtete, sie würden ihn »ausbeuten« wollen.

Leider war die Zeit der Süßigkeiten-Geschenke von nur kurzer Dauer, denn ich habe insgesamt nur etwa ein Jahr an der Universitäts-Kinderklinik gearbeitet. In dieser Zeit wurde mein Vater krank. Ich beobachtete, wie sich seine Gesundheit kontinuierlich verschlechterte. Er hatte in den letzten Monaten seines Lebens ein Nierenleiden. Sein Gesundheitszustand verschlechterte sich nochmals, als er zusätzlich durch einen Sturz eine Hüftkopf-Fraktur erlitt. Als ich ihn zum Arzt bringen wollte, lehnte er das aber ab mit seinem Spruch: »Der Arzt ist Gott.« Erst später, als die Erkrankung fortschritt, merkte er, dass er schwer erkrankt war und erst dann bat er mich, ihn zum Arzt zu bringen.

Die Erkrankung meines Vaters fiel in die Zeit meiner letzten Tage und Wochen in Syrien, als ich mich in der Vorbereitungsphase für meine Reise nach Deutschland befand.

Als ich dann Ende November 1975 nach Deutschland flog, musste ich meinen Vater im Krankenbett zurücklassen. Ich verabschiedete ihn traurig, in dem Gefühl als Sohn und Arzt, dass mein Vater nicht mehr lange leben würde. Dennoch hoffte ich insgeheim, ihn noch einmal zu sehen und ihm noch mehr zurückgeben zu können. Ich stellte mir vor, wenn ich in Deutschland arbeiten und dort bestimmt mehr als bisher verdienen würde, könnte ich ihm viel Geld schicken. Das war einer meiner Lebenswünsche und Träume. Ich stellte mir vor, wie glücklich mein Vater wäre, wenn ich ihm Geld aus dem Ausland überweisen würde, auch wenn er das gar nicht brauchte.

Doch dieser langgehegte Traum konnte leider nicht in Erfüllung gehen, da mein Vater einen Tag nach meiner Abreise nach Deutschland verstarb. Er wurde schätzungsweise 88 Jahre alt. Meine Familie verschwieg mir seinen Tod, obwohl ich immer wieder geschrieben und versucht hatte anzurufen, um mich nach seiner Gesundheit zu erkundigen. Man vertröstete mich, es gehe ihm einigermaßen gut und sein Zustand sei unverändert stabil. Sie hatten einfach Angst, mir die Wahrheit mitzuteilen, denn sie befürchteten, dass ich dann sofort nach Syrien zurückkommen würde, um an der Beerdigung und an der Trauer teilzunehmen. Man hatte mir die Anstrengung der Rückreise so kurz nach meiner Ankunft in Deutschland ersparen wollen. Meine Familie teilte mir erst einen Monat später die Wahrheit mit. Ich war sehr traurig und habe meinen Vater tagelang beweint.

Ich weiß genau, dass ich in meiner gesamten Kindheit und Jugendzeit nur ein einziges Mal einen Konflikt mit meinem Vater erlebte. Damals war ich im zehnten oder elften Schuljahr, den Anlass für unseren Konflikt habe ich vergessen, aber ich erinnere mich, dass mein Vater nach meinen Empfinden unberechtigt heftig mit mir schimpfte und mich beleidigte. Da ich als Jugendlicher sehr empfindlich war, fühlte ich mich sehr verletzt und beschloss, meinen Vater zu boykottieren und nicht mehr mit ihm zu reden. Ich ging ihm mehrere Wochen lang aus dem Weg, so dass er mich nicht mehr sehen konnte, bis er irgendwann zu mir kam. Ich merkte an seinem Gesichtsausdruck, dass er traurig war. Er aber sagte kein Wort oder entschuldigte sich, denn Entschuldigungen eines Vater bei seinem Sohn sind in unserem

Kulturkreis nicht üblich. Aber als ich seine Traurigkeit sah und seine Gesichtszüge, die um Verzeihung baten, wurde ich selbst traurig und versöhnlich und musste meine eigenen Tränen zurückhalten, damit sie nicht etwa meine Traurigkeit verrieten. Denn ich liebte und schätzte ja meinen Vater über alles. Ich habe ihm dann freundlich zugelächelt und mit ihm gesprochen. Da merkte ich, wie sein Gesicht zu strahlen begann und er wieder glücklich wurde.

Dieser einmalige Konflikt mit meinen Vater verfolgt mich bis heute. Ich stellte fest, dass ich damals einen großen Fehler begangen hatte, als ich versuchte, meinen Vater zu boykottieren, es war fast eine Strafe, die ich ihm zufügte. Meinen Fehler kann ich aber nicht mehr rückgängig machen. Wir sind erzogen worden, loyal und dankbar gegenüber unseren Eltern zu sein, auch wenn sie uns gegenüber Fehler begehen. Diese Erziehung war festverankert in mir und ich versuche, sie auch meinen Kindern zu vermitteln.

Nach dem Tod meines Vaters wurde ich der neue »Vater und Versorger« der gesamten Großfamilie, die er mir hinterlassen hatte. Mein Vater wusste, dass ich sein Nachfolger sein würde. Er hinterließ kein Geld, aber einige meiner Stiefbrüder und Stiefschwester glaubten, unser Vater »bunkere« irgendwo viel »Geld und Gold«. Davon habe ich bis heute nichts gesehen.

Mir und allen Familienangehörigen war klar, dass ich nun die Rolle meines Vaters in der Versorgung der gesamten Familie übernehmen musste.

In unserem Haus lebten neben meiner Mutter noch meine Brüder Faruk, Abdallah, Youssef, mein Neffe Shakir und meine Nichte Leila. Die beiden sind die Kinder unserer verstorbenen jüngeren Schwester Fakhria, die im Alter von nur 21 Jahren an einem Status Epilepticus nach der Geburt ihres Sohnes Shakir verstarb. Beide Kinder wuchsen bei meiner Mutter in unserem Haus auf und gehören somit zur Familie.

Nachdem ich in Deutschland Fuß gefasst hatte und meine Arbeitssituation im Krankenhaus sicher und stabil geworden war, wurde es für mich zu einer Tradition, meinen Jahresurlaub in Syrien bei meiner Familie zu verbringen, womit ich meiner Mutter eine riesige Freude bereitete. Für meine Mutter war es wichtig, dass ich meinen jüngeren Brüdern half. Sie sagte mir oft, es sei Gottes Wille, dass ich bereits in jungen Jahren ein Ersatzvater für meinen verstorbenen Vater wäre und für die ganze Familie sorgen sollte. Diese Verpflichtung habe ich angenommen und versucht, soweit ich konnte sie freiwillig und gerne zu erfüllen.

Über lange Jahre gab ich meinen Geschwistern viel Geld und finanzielle Hilfen. Ich kaufte für jeden von ihnen eine Wohnung. Als sie heirateten, übernahm ich sämtliche Kosten für sie. Für jeden von ihnen habe ich ein Geschäft oder einen Laden gekauft, damit sie arbeiten und in Würde leben konnten, zugleich finanzierte ich sämtliche laufende Kosten unseres Hauses, in dem meine Mutter mit den jüngeren Geschwistern lebte, bis sie im Jahr 2002 starb. Ich habe all dies gerne getan, weil ich ein inneres Pflichtgefühl habe und von meiner Erziehung her mich verpflichtet fühlte, meiner bedürftigen Familie zu helfen. Schließlich hatte mein Vater ja auch alles getan, was er konnte, damit ich studieren und erfolgreich sein konnte.

Die Unterstützung für meine syrische Familie war zeitweise für mich sehr belastend. Besonders meine beiden Brüder Faruk und Youssef waren verschwenderisch und konnten beide keinen wirtschaftlich vernünftigen Lebensstil führen. Für beide habe ich mehrmals Geschäftsgründungen vollständig finanziert, aber beide versagten mehrfach darin, sich selbstständig zu machen, und ich musste immer wieder ihre hohen finanziellen Verluste und vor allem die hohen Verschuldungen bei fremden Personen übernehmen. Die Schuldner wussten im Voraus, dass der »reiche Bruder aus Deutschland« die Schulden zurückzahlen würde, was auch immer geschah. Irgendwann jedoch musste ich schließlich diesen beiden Brüdern untersagen, irgendeiner selbstständigen Arbeit nachzugehen. Ich verpflichtete mich stattdessen, den beiden regelmäßig ein Gehalt zu zahlen. In dieser Situation machte ich den beiden klar, dass sie mich nicht überfordern und mich lieber wie einen Baum mit Früchten betrachten sollten. Ja, sie sollten einen Teil der Früchte von diesem Baum essen, aber nicht den Baum absägen, wenn sie weiterhin in den Genuss der Früchte kommen wollten!

Ich habe meiner Familie freiwillig und gerne all diese Hilfen gegeben. Ich tat alles mit Fürsorge und Liebe, obwohl die Exzesse meiner Brüder mich manchmal verärgerten. Ich habe dies gerne getan, weil ich mir sage: Gott hat mir Wohlstand gegeben und meine Familie hat Anrecht auf einen Teil davon! Was hätte sie ohne diese Hilfe machen können, wie hätten sie ohne mich überleben können?

Es gehört zu meinem Glauben und unserer Tradition, dass wohlhabende Familienmitglieder ihren armen Verwandten helfen. Ich könnte es mit meinem Gewissen nicht vereinbaren, im Wohlstand zu leben, während meine Familie unter Armut leidet. Deswegen habe ich meiner Familie seit meiner Ankunft in Deutschland bis heute mit allem, was ich konnte, geholfen und werde dies auch weiterhin tun.

## Kindererziehung

Zwei Beobachtungen aus den ersten Jahren in Deutschland haben mich lange beschäftigt und wichtige Entscheidungen für mein Leben beeinflusst.

Die erste Beobachtung machte ich bei Honada, der kleinen Tochter meines Freundes Adnan Al-Houssami. Als Honada ungefähr drei Jahre alt war, sprach sie schon fließend Deutsch, obwohl ihre Eltern Adnan und Mawia selbst noch große Probleme mit der deutschen Sprache hatten. Es war offenkundig, dass Honada ohne die Hilfe ihrer Eltern die Sprache von anderen Kindern im Kindergarten schnell und problemlos gelernt hatte.

Die zweite Beobachtung betraf meinen Kollegen Dr. Usama Al-Sibai, den Arzt, der mir in den ersten Monaten in Deutschland geholfen hatte. Er erzählte mir einmal, dass seine kleinen Kinder manchmal einfach den Hörer auflegten, wenn seine Mutter aus Syrien anrief, denn sie konnten sich mit ihrer Oma nicht verständigen! Für mich war das schockierend, dass Kinder sich wegen Sprachbarrieren mit ihren eigenen engsten Verwandten nicht mehr verständigen und somit keine Beziehung aufbauen wollten oder konnten. Zu dieser Zeit hatte ich selbst noch keine Kinder, aber diese Geschichte bewegte mich und machte mich sehr nachdenklich.

Ich beschloss, dass, sollte ich einmal Kinder haben, ich meinen Kindern meine Muttersprache Arabisch beibringen wollte, damit sie sich mit meiner Familie, meiner Mutter, meinen Geschwistern und allen Freunden unterhalten und verständigen konnten. Die Vorstellung, dass meine eigenen Kinder sich mit meiner Mutter nicht unterhalten könnten, war für mich deprimierend und wie ein Albtraum.

Bald nachdem meine Frau Martina und ich geheiratet hatten, war es meine erste wichtige Aufgabe, ihr zügig die arabische Sprache beizubringen. Martina ist ein sprachbegeisterter Mensch; sie spricht neben ihrer Muttersprache Deutsch noch fließend Englisch und auch Französisch. Arabisch lernte sie überraschend schnell und konnte sich nach kurzer Zeit schon mit meiner syrischen Familie, meinen Verwandten und sogar mit der Nachbarschaft unterhalten. Sie sprach zwar gebrochen und mit Akzent, aber jeder konnte sie gut verstehen, so dass die Menschen in meiner Heimat von ihr sehr angetan waren. Manchmal lachten sie über die Art und Weise, wie sie sprach, allerdings im positiven Sinne und mit viel Begeisterung.

Mit Martina war ich in den folgenden Jahren immer wieder in Syrien und ihre Sprachkenntnisse wurde von Reise zu Reise besser. In der Zwischenzeit konnte sie sich sogar am Telefon auf Arabisch unterhalten. Als unser erster Sohn Feras Ende November 1985 zur Welt kam, nahm ich mir vor, ihm von Anfang an meine Muttersprache Arabisch beizubringen.

Ich fing an, mit Feras konsequent nur Arabisch zu sprechen. Ich vermied jedes deutsche Wort, wenn ich mit ihm sprach. Feras guckte manchmal verzweifelt zu mir, um mir zu zeigen, dass er einiges nicht verstand. Ich musste meine Sätze wiederholen und manchmal umformulieren. Wenn er mir in deutscher Sprache antwortete, tat ich so, als würde ich seine Antworten nicht verstehen. Dies zwang ihn dazu, die Worte umzuformulieren und am Ende doch Arabisch zu sprechen. Es war zeitweise ein Kampf zwischen uns beiden wie bei einem Katz-und-Mausspiel, bis er im Alter von zwei bis drei Jahren anfing, spontan und ausschließlich auf Arabisch zu antworten.

Ich musste Feras vortäuschen, dass ich kein Deutsch verstand oder sprach und er deswegen mit mir nur Arabisch sprechen konnte. Da er häufig Dinge von mir haben wollte, musste er sich zwingen, die passenden Worte zu finden, um seine Wünsche zu äußern. Wenn er irgendwelche Worte auf Deutsch sagte, schüttelte ich bedauernd mit dem Kopf, um ihm zu signalisieren, dass ich nicht verstand, was er meinte, so dass er gezwungen war, ein alternatives Wort oder einen anderen arabischen Begriff zu suchen, um mir zu erklären, was er wollte.

Im Alter von vier bis fünf Jahren versuchte er manchmal, für mich eine Art Dolmetscher zu spielen. Insbesondere wenn fremde Leute bei uns zu Besuch waren oder die Handwerker irgendetwas reparierten, begann Feras, für mich simultan »zu übersetzen«, was die Leute erzählten. Er glaubte, ich würde kein Deutsch verstehen. Es war interessant zu beobachten, dass er prompt die Sprache änderte, wenn seine Mutter oder andere Personen mit ihm Deutsch sprachen. In diesen Fällen erinnerte ich mich an Honada, die Tochter meines Freundes Adnan, wie sie damals spontan zwischen Arabisch und Deutsch wechselte.

Irgendwann bemerkte er jedoch, dass ich mit anderen Leuten auch Deutsch sprechen konnte. Da schaute er mich empört an und sagte: »Papa, du sprichst ja doch deutsch!« Ich antwortete ihm bedauernd: »Ja, aber nur ein bisschen.«

Mein »Programm«, ihm die arabische Sprache beizubringen, habe ich konsequent fortgesetzt. Immer wenn ich von der Arbeit kam, nahm ich ihn mit und wir beide gingen vor unserem Haus oder im Wald spazieren und sprachen dabei nur Arabisch. Ich habe versucht, ihm alles beizubringen, was wir unterwegs sahen (Tiere, Pflanzen, Himmel, Erde etc.). Er lernte schnell und konnte sich bald fließend auf Arabisch unterhalten.

Meine Frau und ich sind immer wieder mit ihm im Urlaub nach Syrien geflogen. Dort konnte er sich mit meiner Familie und vor allem mit meiner Mutter und meinen Geschwistern ausgezeichnet unterhalten. Meine Familie hat ihn über alles geliebt und hat sich immer wieder riesig gefreut, wenn wir sie besuchten. Als Feras acht Jahre alt war, beschlossen wir, ihn sogar alleine für zwei Wochen nach Syrien zu schicken, um seine Sprachkenntnisse zu vertiefen. Im Flugzeug übergaben wir ihn der Stewardess der Lufthansa, die ihn am Flughafen von Damaskus wiederum an meine Geschwister übergab. Er konnte dort bei meiner Mutter und der Familie eine schöne Zeit verbringen. Er kam zurück und sprach fließend Arabisch. Einmal hat er mir sogar ein Fax geschickt, das er auf Arabisch geschrieben hatte. Leider habe ich es aus Zeitmangel nicht geschafft, ihm auch die Schriftsprache beizubringen, denn das ist sehr zeitintensiv. In der Regel bedarf es dafür des Besuchs einer entsprechenden Schule, die es bei uns am Ort aber nicht gab.

In den folgenden Jahren begleitete Feras mich immer wieder nach Syrien, wo er den orientalischen Lebensstil genoss. Er lernte dort viele Freunde kennen, so dass er ab und an auch alleine dorthin fliegen wollte. Ich habe selbstverständlich diese Wünsche gefördert und unterstützt, um seine Sprachkenntnisse und seine Bindung an meine alte Heimat noch mehr zu vertiefen.

Mit Feras sprach ich prinzipiell nur Arabisch, egal in welcher Gesellschaft wir uns befanden, auch in Anwesenheit von Deutschen. Ich habe mich deswegen nie geschämt oder eine Hemmung deswegen gehabt und ich halte das konsequent bis heute.

Als unser zweiter Sohn Amir am 13. September 1991 geboren wurde, wollte ich mit ihm das wiederholen, was ich bereits bei seinem Bruder Feras erprobt hatte: Ich wollte auch ihm die arabische Sprache von Anfang an beibringen. Allerdings merkte ich schnell, dass mir das bei Amir nicht ganz gelang, weil er sich entweder weigerte, bestimmte Wörter zu wiederholen oder neue zu lernen. Er verstand bestimmt viele Wörter, ohne sie zu sagen, aber das Wiederholen, was für das Erlernen einer Sprache enorm wichtig ist, das mochte er nicht. Amir begnügte sich damit, mit mir in nur wenigen Worten zu kommunizieren, um seine Wünsche und Vorstellungen zu verdeutlichen. Sein Widerstand hat mich dennoch nicht abgehalten, es weiter zu versuchen, ihm die arabische Sprache beizubringen. Nach vielen Jahren konsequenter Versuche kann er heute recht gut Arabisch sprechen.

Man muss berücksichtigen, dass Amir sich damals natürlich mit seinem Bruder Feras zu Hause in deutscher Sprache unterhielt, wenn ich nicht dabei war – und auch während meiner Anwesenheit konnte ich das nicht verhindern. Es war also wesentlich schwerer für mich, den gleichen konsequenten Kurs wie bei Feras durchzuführen. Trotzdem gab ich nicht auf, sondern sprach mit ihm nur Arabisch.

Als er etwas älter war, schickte ich ihn mit seinem Bruder mehrmals nach Syrien. Wenn er zurückkam, hatten sich sein Wortschatz und seine Aussprache deutlich verbessert. Seitdem er zehn Jahre alt ist, machte ich mit ihm jedes Jahr zur Silvesterzeit eine Woche Urlaub, meistens in Mallorca, um mit ihm nur Arabisch sprechen zu können.

Schon ein einziger solcher Urlaub verbesserte seine sprachlichen Fähigkeiten beträchtlich.

Während Amirs Schulzeit bot sich eine gute Gelegenheit, ihn mit einer Gruppe von vielen im Ausland geborenen syrischen Kindern für zwei Wochen nach Syrien zu schicken, um auch hier die Sprachkenntnisse zu erweitern.

Ich war einer der wenigen mit einer Deutschen verheirateten Ausländer, der seinen Kindern konsequent seine Muttersprache beibrachte. Ich erlebe es täglich, dass viele ausländische Eltern mit ihren Kindern Deutsch sprechen, obwohl es weder die Eltern noch die Kinder richtig sprechen können.

Rückblickend hoffe ich, dass ich meinen beiden Kindern, auf die ich sehr stolz bin, meine Sprache und die Kultur Syriens nahebringen und ihnen meine Weltanschauung, meine Ideale und Überzeugungen und Vieles von meiner orientalischen Denkart vermitteln konnte.

Wegen meiner intensiven Arbeit und meiner vielen Bereitschaftsdienste in der Klinik war ich wenig zu Hause und hatte deswegen auch wenig Zeit für meine Kinder. Dennoch glaube ich, dass ich es geschafft habe, sie nach meinen Vorstellungen zu erziehen. In vielen Bereichen im Leben – wie zum Beispiel auch in der Erziehung – hängen Effektivität und Erfolg nicht allein vom Zeitaufwand ab, sondern von der Intensität und Konsequenz, mit der man sie durchführt.

## Rückblende – ein zerplatzter Traum

Als mein Flug am 30. November 1975 feststand und ich die letzten Vorbereitungen für meine Reise nach Deutschland beendet hatte, wollte ich einige meiner Bekannten und Verwandten verabschieden. Unter diesen vielen Menschen war ein entfernter Verwandter, der

Kaufmann Said Haddad, dessen Neffe, ein Arzt, seit vielen Jahren in Deutschland lebte. Bei der Verabschiedung sagte Said Haddad einen Satz zu mir, der mich lange beschäftigte und mich nachdenklich machte: »Warum wollt ihr ins Ausland gehen und für immer dort bleiben?« Diese Frage irritierte mich, denn ich wollte ja »nur« nach Deutschland gehen, um dort meine Facharzt-Weiterbildung zu machen, also für etwa fünf Jahre. Also antwortetet ich ihm, dass ich nicht verstehen würde, was er mit seiner Bemerkung meinte, denn ich würde nicht beabsichtigen, dauerhaft in Deutschland zu bleiben, sondern würde definitiv nach Beendigung meiner Ausbildung zurückkehren. Er schaute mich lange an und schüttelte dann mit dem Kopf: »Wie mein Neffe wirst auch du nicht zurückkommen!« Damals verstand ich nicht, warum er so etwas sagte, aber seinen Satz habe ich bis heute nicht vergessen.

Meine Pläne, die Facharztausbildung in Deutschland so zügig wie möglich abzuschließen, habe ich konsequent und schließlich erfolgreich verfolgt. Es stand für mich fest, dass ich nach diesen Jahren zurückkehren und in Syrien arbeiten würde. Ich hatte dort bereits zwei mögliche Arbeitsorte in Aussicht: Entweder in meiner Heimatstadt Der-Ezzor oder in Aleppo, wo ich studiert hatte. Meine Mietwohnung in Aleppo hatte ich auch deshalb behalten, um sie eventuell später als Praxis nutzen zu können, denn die Lage dieser Wohnung an der Hauptstraße der Stadt war mehr als ideal für eine erfolgreiche Praxis.

Während meiner fünfjährigen Ausbildung in Deutschland arbeitete ich sehr viel und schaffte es auch deshalb, neben der starken finanziellen Unterstützung meiner Familie in Syrien eine Summe von 50.000 DM / 25.000 € zu sparen.

Als ich in meinem letzten Ausbildungsjahr im Rahmen meines Jahresurlaubs wieder zu Besuch in Der-Ezzor war, zeigten mir meine Freunde einen Neubau mitten in der Stadt, welcher für eine Praxis gut geeignet erschien. Meine Frau und ich besichtigten das Haus und kauften die Praxisräume. Der Gesamtpreis betrug 100.000 Syrische

Pfund, das waren umgerechnet etwa 50.000 DM, heute circa 25.000 €, also meine gesamten Ersparnisse der vergangenen Jahre. Für uns stand es damals also fest, dass ich nach meiner Facharztprüfung in meine Heimat zurückkehren würde.

Einige Monate später aber spitzten sich die politischen Ereignisse in Syrien zu. Es entwickelte sich ein bewaffneter Widerstand gegen den ehemaligen syrischen Präsidenten Hafiz Al-Assad, den Vater des jetzigen Präsidenten Bashar Al-Assad. Die Lage wurde zunehmend dramatisch und die Sicherheitslage verschlechterte sich zusehends in den folgenden Monaten und Jahren – ausgerechnet in der Zeit, als ich meine Rückkehr plante.

Mit zunehmender Gewalt im Lande war an eine Rückkehr nach Syrien nicht mehr zu denken. Sogar meine Mutter, die davon träumte, dass ich so schnell wie möglich nach Hause käme, riet mir in Anbetracht des Sicherheitsrisikos davon ab zurückzukehren. Unter diesen Umständen beschloss ich abzuwarten, bis die Lage sich beruhigen und stabilisieren würde. Leider dauerten die Unruhen und der bewaffneten Kampf über mehrere Jahre an. Ich musste also die Zeit nutzen, um nach dem Abschluss meiner Facharztausbildung eine weitere Subspezialisierung anzustreben und meine allgemeine Erfahrung zu vertiefen. In dieser Zeit wurde ich vom Assistenz- zum Oberarzt befördert und spezialisierte mich in der Neonatologie und Intensivmedizin.

Da die Lage in Syrien immer noch nicht stabil war, blieb mir nichts anderes übrig, als zunächst in Deutschland zu bleiben und zu überlegen, wie es weitergehen könnte. Mein innerer Kampf hielt unverändert an, ob ich auf Dauer in Deutschland bleiben oder weiterhin auf eine Besserung der Situation in Syrien warten sollte, um dorthin zurückzukehren.

Nach meiner Beobachtung ist ein Zeitraum von ungefähr zehn Jahren erforderlich, bis ein Mensch sich in eine Gesellschaft vollständig integriert hat und sich mit seiner neuen Heimat identifizieren kann. In dieser Zeit entwickelt sich in seinem Leben Vieles – zum Beispiel Bekanntschaften und feste und unlösbare Beziehungen, Gebräuche und Gewohnheiten, und der Lebensrhythmus passt sich dem neuen Umfeld an. Diese Faktoren binden einen an die neue Heimat und eine Rückkehr in die alte Heimat wird erschwert, wenn nicht gar unmöglich!

Spätestens ab der Zeit, als ich Chefarzt geworden war, wurde mir klar, dass eine Rückkehr nach Syrien aus rationalen Gründen nicht mehr wahrscheinlich war. Die Tatsache, dass ich als Syrer, der noch nicht einmal in Deutschland studiert hatte, es erreicht hatte, in eine derartige Position zu gelangen, war bemerkenswert und ich konnte stolz darauf sein – nicht jeder Arzt schafft es, eine Chefarzt-Position zu erlangen! Es war mir klar, dass ich erreicht hatte, was nur wenige andere meiner ausländischen Kollegen geschafft hatten. Also sollte ich mein Glück genießen, mein Leben hier gestalten, mich auf meinen neuen Verantwortungsbereich konzentrieren.

Nach etwa zwölf Jahren Aufenthalt in Deutschland war der innere Kampf bei mir beendet. Meine intensive Arbeit als Chefarzt in Waldbröl verband mich immer mehr mit Deutschland. Ich wusste jetzt, wo ich hingehörte und dass ich, zumindest in absehbarer Zeit, nicht mehr zurückkehren, sondern in Deutschland bleiben würde. Ich empfand es wie eine Erlösung, als dieser Kampf, der mich in den letzten Jahren ständig begleitet hatte, endlich entschieden war. Ich war glücklich, dass ich jetzt wusste, wie und wo ich mein Leben planen und gestalten konnte.

Dennoch blieb bei mir das Gefühl, dass ich meine alte Heimat Syrien im Stich gelassen habe und ihr noch etwas schulde. Ich hatte zwar dort gelernt und studiert, aber nicht gearbeitet oder irgendetwas Positives für mein Land getan. Jahrelang dachte ich darüber nach, wie ich wenigstens einen Teil meiner Schulden zurückzahlen und einen Ausgleich schaffen könnte.

Mit zunehmendem Alter treten andere Prioritäten und Überzeugungen ins Leben. Irgendwann fragt man sich nach dem Sinn des Lebens und man beginnt sich zu fragen: Was will ich überhaupt? Was habe ich erreicht? Was will oder muss ich noch erreichen? Welche Dinge sind mir wichtig, welche weniger wichtig?

Es kommen andere und neue Aspekte in Betracht, wenn man über sein Leben nachdenkt. In bestimmten Phasen kommen mehr psychische und emotionale Aspekte zu Geltung als materielle und ökonomische. Die Sehnsucht nach der Vergangenheit und nach der alten Heimat wird größer, je älter man wird, und ich bin in dieser Hinsicht keine Ausnahme.

Persönlich habe ich im Leben Vieles erreicht und realisiert, wovon ich als junger Mann träumte. Obwohl jeder Mensch mit der Zeit neue Träume und Ziele für sich entwickelt, bemerkte ich, dass ich mindestens beruflich keine weiteren unmittelbaren Ziele erreichen wollte. Ich spürte, dass ich zunehmend die Verbindung zu meiner alten Heimat suchte. Spätesten ab dieser Zeit wusste ich, dass ich den letzten Teil meines Lebens in Syrien verbringen wollte, am ehesten an der Mündungsstelle von Euphrat und Chabour-Fluss, dort, wo ich geboren und aufgewachsen bin.

Meine Überlegung gingen in die Richtung, die letzten Jahre meiner Tätigkeit in Deutschland auszunutzen, um die neu errichtete Medizinische Fakultät an der Euphrat-Universität in meiner Heimatstadt Der-Ezzor fachlich und organisatorisch zu unterstützen und insbesondere beim Aufbau der Infrastruktur und bei der Ausbildung der Medizinstudenten mitzuhelfen. Das wäre für mich in zweierlei Hinsicht interessant: Zum einen helfe ich meiner alten Heimat und zugleich ebene ich mir selbst den Weg, »nach Hause« zurückzukehren. Also eine ideale Idee, welche sich gut verwirklichen ließ.

Diesbezügliche Überlegungen wurden zunehmend konkreter, als ich in den letzten fünf Jahren vor Beginn des Krieges in Syrien einen regelmäßigen medizinischen Kongress in der Stadt Homs in Syrien organisierte. Diesen Kongress habe ich anschließend auch in meiner Heimatstadt Der-Ezzor an der dortigen jungen Universität organisiert und durchgeführt. Es gab ein großes Interesse von Seiten der Studenten und seitens der deutschen Behörden in Deutschland. Ich vertiefte also die Beziehung zur Universität und versprach ihr eine langfristige Unterstützung.

Wir organisierten dort viele medizinische Vorträge, Kurse und Seminare. In diesem Zusammenhang möchte ich besonders Professor Franz Klink erwähnen, den ehemaligen Chefarzt der Gynäkologie in Gummersbach. Er hielt in Syrien jedes Jahr mehrere Vorträge und Seminare, welche die Medizinstudenten besonders begeisterten. Außerdem ermunterte er viele deutsche Ärzte und Professoren, an diesen Kongressen teilzunehmen; dadurch half er, den jährlichen Kongress zum Erfolg zu führen.

Als beide Krankenhäuser Gummersbach und Waldbröl eine Holding bildeten und beide Kinderklinken fusionieren mussten, waren viele medizinische Geräte doppelt vorrätig. Viele Inkubatoren, Beatmungsgeräte und Monitore wurden nicht mehr gebraucht, aber es gab auch keine Lagermöglichkeit für sie. Die Verwaltung des Krankenhauses war deshalb bereit, mir diese Ausrüstung als »Geschenk« zu geben, um sie an die Kinderklinik in Der-Ezzor weiterzugeben.

Diese ganzen Ausrüstung – im Grunde eine komplette Intensivstation für Früh- und Neugeborene – habe ich mit einem Freund in einen Container gepackt und zum Flughafen in Frankfurt gebracht, damit sie von dort aus nach Syrien weiter transportiert werden konnte. Tatsächlich war geplant, mit diesen Geräten dort eine Intensivstation für Früh- und Neugeborene neue einzurichten. Ich wollte regelmäßig in Der-Ezzor sein und sowohl Vorträge für die Studenten abhalten, als auch die Ärzte der Intensivstation trainieren. Außerdem wollte ich eine erfahrene Krankenschwester (Schwester Andrea, ehemalige Leiterin der Intensivstation in Waldbröl) für etwa einen

Monat entsenden, um das Pflegepersonal dort zu trainieren und eine gute Intensivmedizin analog zu unserer einzuführen.

Leider kam es nicht mehr dazu, denn kurz nachdem der Container in Frankfurt am Flughafen eingepackt war, nahmen Gewalt und Auseinandersetzungen in Syrien, insbesondere in meiner Heimatstadt Der-Ezzor, so heftig zu, dass die Geräte nicht verschickt werden konnten. Sie liegen seitdem in einem Lager in Frankfurt fest und warten auf das Ende eines Krieges, der nicht enden will.

Langfristig betrachtet wollte ich den Rest meines Lebens an zwei Wohnorten zwischen dem Orient und Okzident verbringen, einerseits in Deutschland und zugleich in meinem Geburtsort Boussairah am Euphrat in der Nähe von Der-Ezzor. Ich wollte zwischen Deutschland und Syrien hin und her pendeln. In der Zeit, wenn die Hitze dort aufflammt, wollte ich nach Deutschland flüchten, und wenn Schnee und Kälte in Deutschland einbrechen, wollte ich die Wärme im sonnigen Land Syrien suchen.

Aber die Ereignisse in Syrien haben meine sämtlichen Pläne ins Wasser fallen lassen. Syrien wird langsam und systematisch zerstört. Nach meiner Einschätzung wird es auch in absehbarer Zeit keine Ruhe und weder eine politische noch eine militärische Lösung geben und das jetzt herrschende Chaos kann sich noch jahrelang fortsetzen.

Ich muss meine Lebensperspektive leider überdenken und für mein Alter andere Lebenspläne entwickeln. Wie diese Pläne aussehen können, ist mir zur Zeit noch nicht klar.

In Deutschland werde ich von Deutschen, aber auch von Syrern immer wieder gefragt, warum ich hier geblieben und nicht nach Syrien zurückgekehrt bin. Meine Familie und Freunde in Syrien sind davon überzeugt, dass es an meiner Ehe mit einer Deutschen liegt, die mich an Deutschland bindet und mich hindert, nach Syrien zurückzukehren. Das ist sicherlich nicht die ganze Wahrheit. Im Grunde waren mein Beruf und meine Karriere der Hauptgrund, warum ich hier geblieben bin. Aber theoretisch hatte ich mir auch eine gute Karriere in Syrien vorstellen können, denn wer über eine umfangreiche und solide Ausbildung verfügt, kann überall in dieser Welt erfolgreich arbeiten. Mein Schicksal aber wollte es, dass ich meine Karriere in Deutschland machte, und ich glaube, dass mir dies gelungen ist.

Aber es gab auch viele Gründe, welche mich nach Deutschland hinzogen. Meine Begeisterung für Deutschland hatte ja bereits in meiner Jugendzeit begonnen. Im Alter von zwölf oder dreizehn Jahren hatte mich das Buch »Die Leiden des jungen Werther« von J. W. von Goethe fasziniert und mich emotional mit Deutschland verbunden. Später, als wir uns als Jugendliche mit Begeisterung über Deutschland und die deutsche Geschichte unterhielten und diskutierten, wunderten wir uns, wie die Deutschen ihr Land nach dem Zweiten Weltkrieg wieder aufgebaut hatten, insbesondere nach der massiven Zerstörung der Infrastruktur des Landes. Wenn wir im Fernsehen die Bilder vom zerstörten Köln, Dresden, Hamburg und den anderen Städten sahen, wie sie unmittelbar nach dem Krieg aussahen und nach nur wenigen Jahren wieder komplett aufgebaut waren, wunderten wir uns über Land und Leute und betrachteten sie als außergewöhnliche, fast außerirdische Menschen! Damals haben wir diese fantastische Kraft nicht richtig verstanden, aber heute kann ich dies gut verstehen und nachvollziehen. Denn der Krieg hatte zwar die Infrastruktur des Landes zerstört, nicht aber die Menschen, die solchen Strukturen geschaffen hatten und in der Lage waren, jederzeit neue und bessere Strukturen zu schaffen. Heute sage ich zu meinen Freunden, dass ich, wenn ich irgendeine deutsche Familie zu Hause besuche, in ihrem Hobby- oder Kellerraum mehr technische Geräte und Instrumente finde als in einem Fachgeschäft in Syrien oder einem anderen arabischen Land.

## Engagement jenseits der Arbeit im Krankenhaus

Bereits während meines Studiums an der Universität Aleppo war ich in der Studentenunion aktiv. Ich war Studentensprecher und verantwortlich für die Kontakte zwischen den Dozenten und Studenten und hatte die Aufgabe übernommen, das Drucken und Verteilen der Vorträge und Noten der Professoren an die Studenten zu verteilen. Damals konnte ich dadurch enge Beziehungen zu vielen Kommilitonen entwickeln. Im weiteren beruflichen Leben habe ich mich in vielen berufspolitischen und sozialen Bereichen engagiert, wie zum Beispiel bei der Gewerkschaft »Marburger Bund« oder in der Ärztekammer.

Als Ende 1987 Suleiman Haddad als neuer syrischer Botschafter nach Deutschland kam, wollte er Vieles für Syrien in Deutschland neu entwickeln. Er hatte offensichtlich die uneingeschränkte Unterstützung von Seiten des Präsidenten für die wesentlichen Ziele seiner Mission:

Erstens die Versöhnung mit der im Ausland lebenden syrischen Opposition, insbesondere mit denjenigen, die Syrien nach den blutigen Ereignissen Anfang der 80er Jahre verlassen hatten und ins Ausland, besonders nach Deutschland geflüchtet waren. Herr Haddad wollte möglichst jeden von ihnen wieder zurückgewinnen und mit dem syrischen Staat versöhnen.

Das zweite wichtige Ziel war es, die deutsch-syrischen Beziehungen auf eine neue Grundlage zu stellen und sie auf allen Ebenen zu aktivieren und zu verbessern. Direkt nach seiner Ankunft in Deutschland hatte er zu einer Generalversammlung für die syrischen »Emigranten« eingeladen und wollte, dass die Emigranten einen Verein in Bonn gründen, um ihre Aktivitäten zu bündeln. Für mich war dies eine passende Gelegenheit, mich aktiv zu beteiligen und meine politische und ehrenamtliche Erfahrung einzubringen.

Die beiden Ziele erschienen mir edel und prägnant. Ich spürte, dass es sehr wichtig war, sich dafür aktiv zu engagieren, denn diese Ziele haben nach meiner Meinung höchste Priorität.

Ich wusste, dass einige Syrer, die seit Jahren in Deutschland lebten, Probleme mit dem syrischen Staat und dessen Apparat wegen politischer Differenzen hatten; deswegen trauten sie sich nicht, nach Syrien zu fahren, obwohl sie dies sehr gerne getan hätten. Viele hatten Angst, bereits am Flughafen vernommen oder verhaftet zu werden. Also bot sich nun eine Chance, diesen Menschen dabei zu helfen, ihre Heimat ungehindert und uneingeschränkt besuchen zu können.

Die Verbesserung der deutsch-syrischen Beziehungen war und ist ebenfalls ein wichtiges Ziel. Dieses aktiv zu unterstützen ist für mich ebenso eine interessante und überzeugende Aufgabe. Aus den erwähnten Gründen schloss ich mich einer großen Gruppe syrischer Emigranten, überwiegend Ärzte, Ingenieure und Kaufleute, an und gründete mit ihnen zunächst den »Deutsch-Syrischen Verein« mit dem Ziel, alle in Deutschland lebenden Syrer miteinander zu verbinden. Die wichtigste Aktivität dieses Vereins hat sich kristallisiert in der Planung und Durchführung eines jährlichen großen medizinischen Kongresses in Syrien. Den ersten Kongress organisierten wir im Jahr 1988. Drei Jahre später, 1991, wurde ich zum Präsidenten des Kongresses gewählt.

Im Rahmen dieser Kongresse luden wir unsere deutschen Freunde und ärztlichen Kollegen ein und ermunterten sie, nach Syrien mitzukommen. Während dieser Kongresse wurden Vorträge, Seminare, Kurse sowie Operationen an verschiedenen Krankenhäusern in Syrien durchgeführt. Jahr für Jahr beteiligten sich mehr Menschen, zeitweise gab es über 300 Teilnehmer, von denen der größte Teil Mediziner und deren Angehörige waren. Die Mediziner führten ihre vorgesehenen Aktivitäten in den Hörsälen oder in den Krankenhäusern und Ambulanzen durch, während die Angehörigen am

Begleitprogramm teilnahmen, bei dem sie die historischen und kulturellen Stätten des Landes besuchten. Diese Kongresse waren so erfolgreich, dass in den folgenden Jahren sogar viele deutsche Politiker, unter ihnen auch Minister und Bundestagsabgeordnete, die Schirmherrschaft übernahmen. Die Kongresse förderten den medizinischen Austausch zwischen den deutschen und syrischen Kollegen, während zugleich die kulturellen, gesellschaftlichen und politischen Beziehungen ebenso positiv beeinflusst wurden. Die Teilnehmer der Kongresse konnten Syrien »live« erleben und häufig wurden viele von ihnen »Freunde« Syriens. Außerdem konnten wir viele Medizinstudenten und Ärzte nach Deutschland vermitteln, um ihnen Studium oder Spezialisierungen in Deutschland zu ermöglichen. Während viele von ihnen als Dozenten an syrische Universitäten zurückkehrten, blieben auch einige in Deutschland. In den Folgejahren entwickelte sich der Kongress zu einer »Tradition« und leistete einen wichtigen Beitrag, die deutsch-syrischen Beziehungen zu verbessern, zu vertiefen und zu beleben.

Bei diesen Aktivitäten habe ich gespürt, dass ich meiner alten Heimat Syrien helfen und zugleich einen Teil meiner »Schulden« zurückzahlen konnte.

Die Versöhnung zwischen den in Deutschland lebenden Oppositionellen und dem syrischen Staat ging mit demselben Tempo und Intensität voran wie die medizinischen Kongresse. Wir konnten viele der Oppositionellen als »Kongressteilnehmer« mitnehmen, und sie hatten die Möglichkeit, vor Ort ihre Probleme mit den zuständigen Sicherheitsbehörden zu regeln, um auch künftig nach Syrien reisen zu können, ohne an den Grenzen festgenommen, verhört oder misshandelt zu werden. Durch meine privaten Kontakte und meine guten Beziehungen zu den unterschiedlichen Regierungsstellen in Syrien habe ich persönlich an diesem Prozess sehr aktiv teilgenommen und alles getan, um diesen Menschen zu helfen. Viele von ihnen kannte ich vorher persönlich nicht oder hatte sie in Deutschland nie getroffen. Dennoch habe ich den Botschafter so gut ich konnte unterstützt, um deren Probleme dauerhaft zu lösen, was bei den meisten auch gelang.

1994 wurde in der syrischen Botschaft in Bonn die »Deutsch-Syrische Gesellschaft (DSG)« gegründet. Ziel dieser Gesellschaft ist es, die kulturelle, gesellschaftliche und politische Beziehung zwischen Deutschland und Syrien zu pflegen und zu intensivieren.

Diese Gesellschaft besteht im Gegensatz zum Deutsch-Syrischen Verein nicht aus syrischen Emigranten, sondern überwiegend aus deutschen Bürgern, die sich für die Kultur, Geschichte und Belange Syriens interessieren. Im Vorstand waren auch Bundestagsabgeordnete, die im Parlament für den Nahen Ostens zuständig waren. Ein Gründungsmitglied und federführender Politiker in der Gesellschaft war Hans-Jürgen Wischnewski (1922–2005), ehemaliger Kanzleramtsminister im Kabinett von Kanzler Helmut Schmidt, ein sehr renommierter Politiker seiner Zeit.

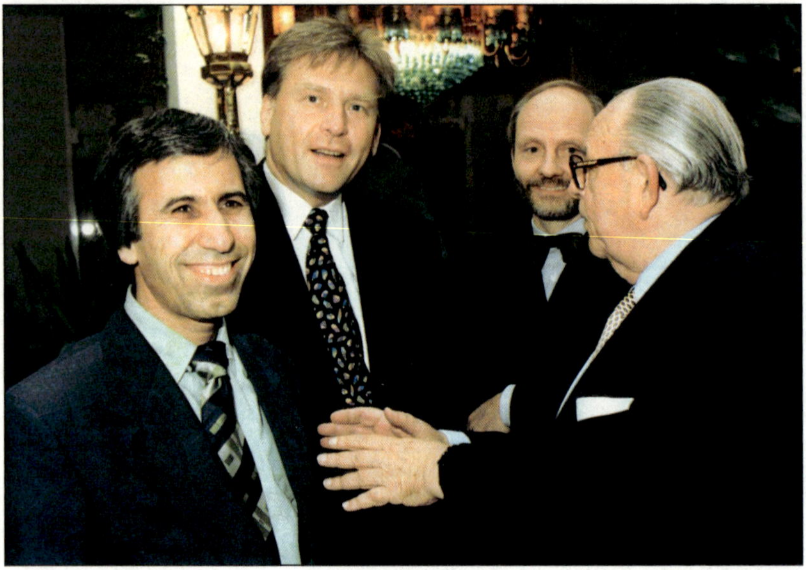

*Abb. 9: Vorbereitungen zum Deutsch-Syrischen Ärztekongress 1996. V. l. n. r.: Salem El-Hamid, Michael Vesper (ehem. stellvertr. Ministerpräsident NRW), Dr. Otto Foit (ehem. Verwaltungsdirektor Herz- und Diabeteszentrum NRW Bad Oeynhausen), Hans Jürgen Wischnewski (Kanzleramtsminister a. D. unter Helmut Schmidt). Foto: Ahmed Ibrahim*

Bereits bei der Gründung der Gesellschaft wurde ich in den Vorstand gewählt. Sechs Jahre später bin ich dann ihr Generalsekretär geworden. Diesen Posten bekleide ich bis heute.

Die Gesellschaft führte von Anfang an ein umfangreiches Programm durch. Der Schwerpunkt der Aktivität war die Organisation von verschiedenen Veranstaltungen über politische, kulturelle, gesellschaftliche Themen sowie die Organisation von Kunstausstellungen, Musikveranstaltungen und vieles mehr in der syrischen Botschaft in Bonn. An der Organisation und der Durchführung von Veranstaltungen war ich aktiv beteiligt und habe meinen Beitrag geleistet.

Diese Veranstaltungen waren beim deutschen Publikum sehr beliebt, weil sie in der alten Syrischen Botschaft stattfanden. Diese Botschaft war bekanntlich die schönste und interessanteste Botschaft der Bundesrepublik Deutschland und galt als »Orientalisches Schloss«. Sogar die Bundesregierung bat die Botschaft um Erlaubnis, sie ihren Gästen zeigen zu können. Ich selbst habe mehrfach solche Botschaftsführungen für interessierte Gäste durchgeführt. Dieser Ort hatte eine hohe Anziehungskraft auf die Menschen, so dass zeitweise über 300 Personen zu den Veranstaltungen kamen. Die Veranstaltungen wurden auch nach dem Umzug der Botschaft aus Bonn nach Berlin fortgesetzt und ihre Wirkung hat nicht nachgelassen.

Diese Veranstaltungen, die in den früheren Jahren bis zu sechs Mal im Jahr stattfanden, spielten eine große Rolle für die deutsch-syrische Beziehung und beeinflussten sie positiv mit dem Ergebnis, dass viele Menschen für Syrien begeistert und Vorurteile abgebaut werden konnten. Leider mussten diese Aktivitäten der Gesellschaft seit dem Ausbruch der Konflikte in Syrien im Jahre 2011 stark reduziert werden.

Viele meiner Landsleute in Syrien sagten mir, dass unsere Veranstaltungen, insbesondere die medizinischen Kongresse, die meine Kollegen und ich in Syrien durchführten, eine große Hilfe für das Land waren und für die Menschen dort mehr bewirkten, als wenn wir nach Syrien zurückgekehrt wären und unser Arbeit dort geleistet hätten, denn das Land hatte ja genügend gute Ärzte!

Wenn ich diesen Menschen zuhöre, möchte ich ihnen gerne glauben, weil ich es dann als eine Art »Genugtuung« empfinde, dass ich zumindest einen Teil meiner »alten Schulden« und Verpflichtungen an mein Heimatland Syrien zurückgezahlt habe. Ob dies tatsächlich so ist, weiß ich natürlich nicht.

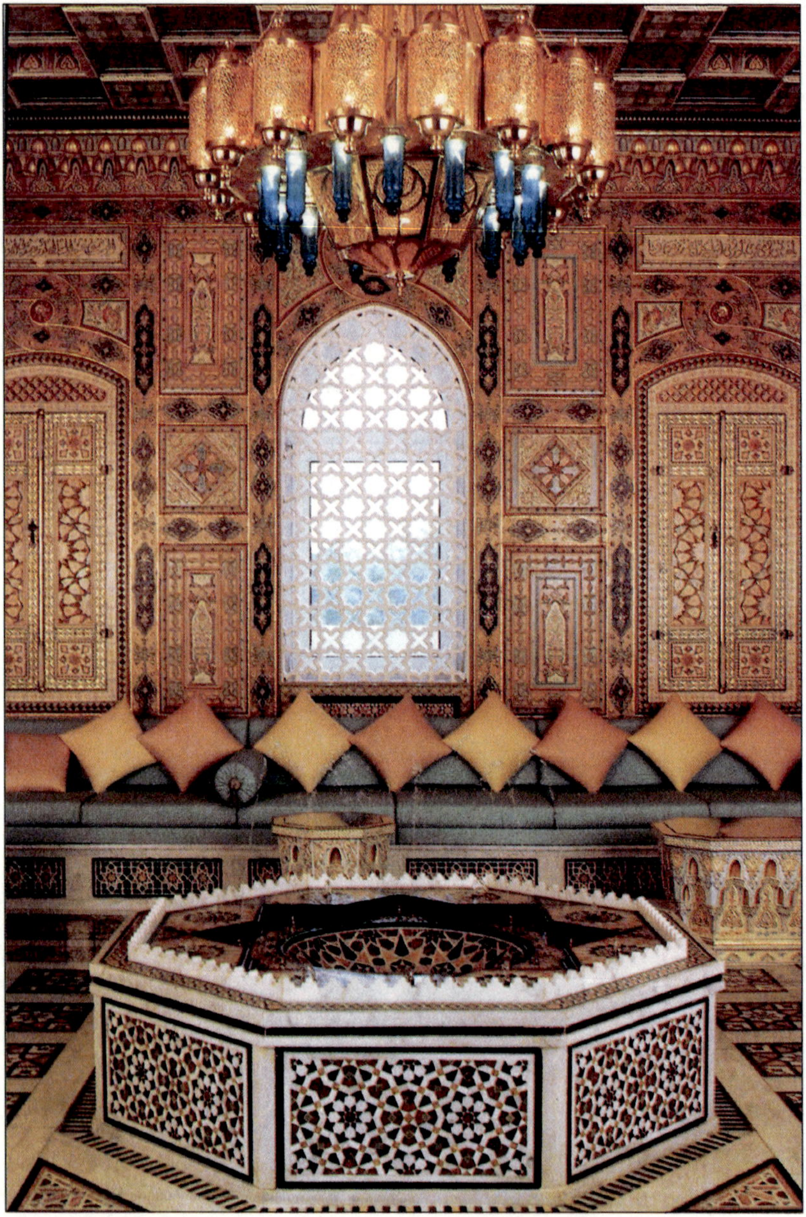

*Abb. 10: Innenhof der Syrischen Botschaft in Bonn 1992*

## Migration und Integration

In letzter Zeit wird viel über Integration geredet. Insbesondere im Zuge der Migrationswelle der letzten Monate und Jahre und der Flüchtlingsproblematik hat das Thema an politischer Bedeutung gewonnen und wird heute kontrovers diskutiert, manchmal auch obskur definiert. Unter Integration versteht offensichtlich jeder etwas anderes und dadurch wird leider der Bedeutungsgehalt dieses Begriffes unscharf. Aus diesem Grund möchte ich das Thema Migration und Integration in einem eigenen Abschnitt abhandeln.

Als ich nach Deutschland kam, habe ich – wie ich mehrfach erwähnte – nie daran gedacht, dauerhaft hier zu bleiben, sondern ich wollte wieder in meine Heimat Syrien zurückkehren. Mein Leben hat sich jedoch anders entwickelt und die Jahre vergingen schnell. Den Plan, nach Hause zurückzukehren, habe ich bis heute nicht aufgegeben, aber die gegenwärtige Lage in Syrien lässt dies auch in absehbarer Zeit leider nicht zu.

Irgendwann fragte ich mich, wie ich meinen Status benennen sollte: Bin ich ein Migrant, eine Emigrant oder ein »expatriot«, wie es im Englischen heißt? Ich persönlich definiere meine Lage und die vieler anderer Studenten und Akademiker, die in den früheren Jahren zur Fort- und Weiterbildung nach Deutschland kamen und aus verschiedensten Gründen in Deutschland geblieben sind, als »Sekundäre Immigration«. Übrigens hat sich der größte Teil dieser Menschen inzwischen gut integriert in der deutschen Gesellschaft.

Für die Migration in ein anderes Land gibt es viele Ursachen und Gründe. Neben dem Studium oder der Weiter- und Fortbildung gibt es geschäftliche und familiäre Anlässe, die ein Motiv sein können für einen langen Aufenthalt im Ausland. Die meisten »Migranten« reisen in der Regel als einzelne Personen, freiwillig und nach häufig guten Vorbereitungen. Aber natürlich sollen auch diejenigen genannt werden, die aus politischen oder religiösen Gründen um Asyl bitten.

Die Migration heutzutage besteht fast ausschließlich aus Flüchtlingen und Asylanten, die im Regelfall mit ganzen Familien oder in Gruppen einreisen. Viele von ihnen leben miteinander und unterhalten sich in ihrer eigenen Sprache, was eine Integration hier eher erschwert.

Es sind die vielen Probleme, denen die Menschen bei der Zuwanderung begegnen, die zeitweise so gravierend sein können, dass der eine oder andere in Verzweiflung gerät und die Hoffnung aufgibt. Es gibt Momente im Leben, in denen man in ein Tief rutscht und glaubt, dass man nicht wieder heraus kommen kann, bis irgendwann die Lage sich doch bessert und die Hoffnung auf eine bessere Zukunft realer wird.

Bereits bei der Ankunft gerät man oft in organisatorische Probleme, insbesondere in Schwierigkeiten mit den Behörden oder bei der Wohnungssuche. Es treten Probleme auf wegen der Unkenntnis von Normen und Gesetzen des Landes und es gibt finanzielle Schwierigkeiten.

Hinzu kommen Probleme wegen der beruflichen Qualifikation. Je niedriger der Ausbildungsstand ist, desto schwieriger wird es sein, eine Erwerbsmöglichkeit oder einen Beruf zu finden, um Fuß zu fassen in der neuen Gesellschaft.

Mentalitätsprobleme können auftreten, wenn der Migrant eine konservative religiöse Einstellung vertritt, die einen unbeschwerten Kontakt mit der einheimischen Bevölkerung erschwert. Insbesondere bei Familien- und Gruppen-Einwanderung führt dies konsekutiv zur »Ghettobildung«.

Psychologische und psychische Probleme treten häufig in den ersten Monaten und Jahren auf: Besonders belastend wirken sich die Einsamkeit, die fehlende Geborgenheit, die Sehnsucht nach der Familie, den Verwandten und Freunden und der Heimat aus.

Die mangelnden Kontakte zur einheimischen Bevölkerung führen zu Isolation und Angst. Wie können da noch die Lebenspläne realisiert werden? Dies alles führt bei vielen Menschen zu psychischen und psychiatrischen Erkrankungen.

Das größte Problem aber, das die meisten Menschen betrifft und sie für längere Zeit begleitet, ist das Sprach-Problem. Sprachkenntnis ist der entscheidende Faktor, der den Erfolg in allen Bereichen des Lebens bestimmt. Je älter ein Immigrant ist, desto schwieriger wird es für ihn, die Sprache zu beherrschen. Viele begnügen sich mit einem geringen Wortschatz, um den alltäglichen Lebensbedarf abzudecken. Manchmal führen schwache Sprachkenntnisse zu Missverständnissen und zu Konflikt-Situationen. Wegen ihrer geringen Sprachkenntnisse haben manche Betroffene Angst, ihre Meinung zu äußern, weil sie sich nicht lächerlich machen wollen. So ist es vor allem in den ersten Monaten äußerst schwierig und oft unangenehm, sich am Telefon zu unterhalten. Kinder lernen glücklicherweise die Sprache sehr schnell, so dass sie in kurzer Zeit in der Lage sind, zu »Dolmetschern« für ihre Eltern zu werden.

Aber was kann man tun, um die Probleme der Migration zu meistern und sein Leben trotz aller erwähnten Schwierigkeiten erfolgreich zu meistern? Viele der Hindernisse und Probleme, die ich hier benenne, habe ich selbst im Laufe meines Lebens in Deutschland erlebt; sie sind, wenn man mein Buch genau liest, auch direkt oder indirekt thematisiert.

Ich versuche, sie in einer kürzeren Form zusammenzufassen. Anhand meiner eigenen Biographie, die vermutlich als Beispiel für viele andere Menschen genommen werden kann, möchte ich zeigen, welche Schwierigkeiten und Probleme auch dem Integrationswilligen in einer anderen Kultur begegnen können und welche Anstrengungen es erfordert, um die Herausforderungen des neuen Lebens zu bewältigen.

**Meine persönlichen Erfahrungen:**

- Vor der Reise nach Deutschland hatte ich einigermaßen gute Kenntnisse der deutschen Geschichte und Literatur (Goethe, Nietzsche, Freud, Kant etc.).

- Einreise in die Bundesrepublik Deutschland Ende 1975 zum Zweck der Weiterbildung.

- Ein Plan, dauerhaft in Deutschland zu bleiben, existierte bei mir in den ersten zehn Jahren nicht, vielmehr begleitete mich die Vorstellung, so schnell wie möglich in meine Heimat zurückzukehren.

- In den ersten Monaten und Jahren gab es viele Probleme bei der Anpassung, insbesondere mit der Sprache, bezüglich der Arbeit, es gab psychische Belastungen, eine große Sehnsucht nach der Heimat und die Angst vor dem Versagen, die fast in einer Resignation endete.

- Erste Versuche, im Jahr 1981 in die Heimat zurückzukehren, scheiterten an den politischen Unruhen – damals aufgrund des Aufstands gegen den damaligen syrischen Präsidenten Hafiz Al-Assad, Vater des jetzigen Präsidenten.

- Ein zweiter Versuch im Jahr 1984 gelang ebenfalls nicht.

- In den folgenden Jahren haben berufliche Aufstiegschancen und die familiäre Verwurzelung meine Bindung an Deutschland gefestigt und mich dazu bewogen, meine Rückkehrpläne vorübergehend auf Eis zu legen.

- Der jetzige Krieg in Syrien hat meinen ewigen Traum, den letzten Teil meines Lebens zwischen beiden Kulturen Deutschland und Syrien (Orient und Okzident) zu verbringen, zunichte gemacht. Der sogenannte »Islamische Staat« residiert zur Zeit im Kerngebiet meines Geburtsortes am Euphrat in Syrien, wo ich leben wollte.

**Meine Lebensphilosophie, Aktivität und Integration in Deutschland**
Die Vertiefung meiner Kenntnisse der Geschichte, Kultur und Politik in Deutschland und eine intensive Auseinandersetzung mit den gesellschaftlichen Besonderheiten des hiesigen Lebens mit all ihren Facetten sowie die Teilhabe an vielen amtlichen und ehrenamtlichen Aktivitäten halte ich für essentiell. Mein Motto ist es, mitten im Leben und nicht am Rande der Gesellschaft zu stehen!

Erhebliche Anstrengungen und Arbeitsleistungen müssen erbracht werden, um die Probleme zu überwinden und berufliche Erfolge zu erzielen. Ich habe immer die Meinung vertreten, dass ein Ausländer mindestens doppelt so viel leisten sollte wie ein Einheimischer, um ein vergleichbares Ergebnis zu erreichen. Für besonders wichtig halte ich:

- Die Anpassung an die Normen und Gegebenheiten der neuen Gesellschaft (Essen und Trinken, Kleidung, Geburtstag u. ä.)

- Die Akzeptanz und Toleranz von einigen Erscheinungen in der deutschen Gesellschaft, auch wenn sie mich nicht unbedingt überzeugen (z. B. Familienstrukturen, Kindererziehung, Individualismus, Alleinleben etc.)

- Die Übernahme vieler deutscher Tugenden und Gewohnheiten wie Gründlichkeit, Genauigkeit, Disziplin, Präzision, Pünktlichkeit, Arbeitsmoral etc.

- Die Wahrung der wichtigsten Lebensideale und Glaubensinhalte meiner alten Heimat.

- Die Vermittlung der Heimatssprache an meine Frau und Kinder und somit das Übermitteln eines Teiles der Kultur und Geschichte meiner alten Heimat

- Die zweisprachige (Deutsch und Arabisch) Erziehung meiner Kinder

Dies will ich mit den hinzugewonnenen neuen Inhalten ergänzen und bereichern, um von beiden Kulturen eine neue Identität aus der Synthese, aus einem »Mix« von einem ehemaligen Syrer und jetzigen Deutschen aufzubauen.

Dazu gehört auch die ehrenamtliche Tätigkeit in der Deutsch-Syrischen Gesellschaft (DSG) sowie die Mitorganisation von vielen medizinischen Kongressen in Syrien mit dem Zweck, Vorurteile zwischen beiden Völker abzubauen und die Beziehungen zwischen Deutschland und Syrien in kulturellen, wissenschaftlichen und politischen Bereichen zu verbessern und somit als Brückenbauer zwischen beiden Völkern zu fungieren.

Ich bin der festen Überzeugung, dass die Integration keine Einbahnstraße ist und nicht durch ein Gesetz oder eine Verordnung herbei geführt werden kann, sondern ein langwieriges und wechselseitiges Zusammenwirken zwischen Migranten und Gastland ist. Es muss von beiden Seiten offen mit Toleranz und Akzeptanz gepflegt werden, wobei der wesentliche Teil meines Erachtens beim Migranten liegt. Von dieser Synthese hängt der Erfolg oder Misserfolg einer Integration ab. Deutschland ist ein offenes, liberales Land und bietet jedem die Chance, sich uneingeschränkt zu entfalten. Man muss seine Chance rechtzeitig wahrnehmen und seine Zukunft selbst gestalten. Wenn einem dies gut gelingt, gelingt auch die Integration.

Eine gelungene Integration ist ein persönlicher Erfolg für den Einzelnen und eine Bereicherung für die Gesellschaft. Eine misslungene Integration ist eine Niederlage für den Einzelnen und eine grosse Last und Belastung für die Gesellschaft.

# Nachwort

Mit diesem Buch möchte ich aufzeigen, welch langen und schwierigen Weg eine aus der Fremde kommende Person gehen muss, die »nach oben« strebt und erfolgreich sein möchte; gleichzeitig will ich zeigen, dass es möglich ist – und wie groß der eigene Wille und die Opferbereitschaft sein müssen, um ein Leben in Deutschland erfolgreich bewältigen zu können.

Es sollte tatsächlich jedem klar sein, dass ein Ausländer, der in Deutschland erfolgreich sein will, mehr Leistung als ein Einheimischer mit der gleichen Qualifikation erbringen muss, andernfalls hat er nur geringe Chancen, sich durchsetzen zu können. Allein das Lernen der Umgangs- und Fachsprache erfordert eine enorme Anstrengung, bevor die fachliche Leistung überhaupt zur Geltung kommen kann.

Meine Devise lautet daher seit Jahren, dass eine erfolgreiche Aus- und Weiterbildung von Akademikern aus dem Ausland nur mit sehr guten und qualifizierten Sprachkenntnissen gelingen kann. Auf jede an mich gerichtete Anfrage bezüglich einer Hilfe zur Einreise nach Deutschland gibt es von mir die stereotype Antwort: erstens, die Sprache lernen, zweitens, die Sprache lernen und drittens, die Sprache lernen.

Viele Menschen aus dem Ausland kommen nach Deutschland mit häufig irrationalen, ja illusorischen Vorstellungen von einem bequemen und schönen Leben hier. Einige glauben, hier könne man mit einem normalen Einsatz und einer durchschnittlichen Leistung in kurzer Zeit reich werden und sich eine rosige Zukunft aufbauen. Von denen haben sich jedoch oft nur wenige mit der Geschichte und der Kultur ihre Gastlandes beschäftigt, sondern die meisten begnugen sich damit, Berichte im Fernsehen und anderen Medien über die großen ökonomischen Leistungen Deutschlands und den sehr hohen Lebensstandard zu verfolgen. Anderen reicht es, die Erfolge der deutschen Fußballmannschaft in der Weltmeisterschaft intensiv zu kennen und sich dafür zu begeistern – und dann glauben sie, Deutschland gut zu kennen. Dass das Leben hierzulande sich anders darstellt, realisieren sie spätestens dann, wenn sie mit mangelhaften Deutschkenntnissen eine Arbeit aufnehmen wollen. Für viele von denen beginnt dann eine Odyssee des Leidens, denn sie haben sich eben nicht vorher mit dem Erlernen der Sprache und dem Kennenlernen anderer Besonderheiten beschäftigt.

Es ist naiv zu glauben, dass mit Träumen und normalen, durchschnittlichen Leistungen große Errungenschaften zu erreichen sind, denn mit durchschnittlichen Leistungen geht man auf einfachen und bewährten Wegen, die allerdings meist auch nur zu einem begrenzten und mäßigen Erfolg führen.

Erfolge im Leben sind keine Zufälle der Natur oder Geschenke des Himmels, sondern sie sind eine Folge verschiedener Faktoren. Zum einen sind erfolgreiche Menschen oft in der Lage, komplexe Situationen schnell zu erfassen und zu analysieren und sie für andere verständlich zusammenfassen zu können. Solche Personen entwickeln mit der Zeit eine eigene Lebensphilosophie und eigene Visionen. Um ihre Ziele zu erreichen, müssen sie sich jedoch zunächst über ihre Ziele im Klaren sein, diese kennen und definieren, und erst dann wird der Weg dorthin deutlich. Nicht zuletzt müssen sie bereit sein, Leistungswillen, Beharrlichkeit und Opferbereitschaft aufzubringen. Häufig müssen harte Schnitte hingenommen und bittere Pillen geschluckt werden, weil der Preis des Erfolgs eben oft sehr teuer ist. Manchmal hilft auch eine Portion Glück, um den Erfolg zu erreichen und zu krönen. Aber Glück ist nicht berechenbar oder planbar und man kann sich eben nicht darauf verlassen. Außerdem bedeutet Glück meist nur einen vorübergehenden und kurzfristigen, bestimmt keinen dauerhaften Erfolg. Deshalb glaube ich, dass erfolgreiche Menschen tatsächlich eine eigene Philosophie und eigene Visionen für ihr Leben brauchen.

In meinen vorliegenden Erinnerungen ist es mir sicherlich nicht immer gelungen, einzelne Ereignisse oder Geschichten, von denen manche ja bis zu fünfzig Jahre zurück liegen, genau zu beschreiben und wiederzugeben. Dennoch habe ich versucht, so gut und aufrichtig wie möglich meine Gedanken zu schärfen, um mir die vielen Zeitabschnitte meines Lebens in Erinnerung zu rufen und sie wieder lebendig werden zu lassen. Die von mir geschilderten Situationen wollte ich so präzise wie möglich wiedergeben, damit der Leser ein echtes, authentisches Bild von mir bekommen kann.

Über mein Familienleben ist in diesem Buch nur wenig zu finden. Das liegt an meiner Überzeugung, dass das Private etwas Intimes und Schützenswertes ist und es auch bleiben soll und nicht jedem anderen zugänglich gemacht werden sollte.

Derjenige, der diesen Text genau liest, wird einiges zu meinen inneren Überzeugungen, meiner Weltanschauung und natürlich auch über mein privates Leben erfahren können.

Wenn es mir mit diesem Buch gelingen sollte, meinen Mitmenschen bestimmte Erkenntnisse und Denkanstöße zu geben, dann habe ich viel erreicht.

233